Gesund mit Knoblauch

Paul Simons

Gesund mit Knoblauch

Otto Maier Verlag Ravensburg

Originalverlag: Thorsons Publishers Limited,
Wellingborough, Northhamptonshire, Großbritannien
Übersetzung: Sascha Mantscheff
Grafik: Fred Butzke
Umschlaggestaltung und Umschlagfoto:
Werner Fichtner, Stuttgart
Satz: Hümmer, Waldbüttelbrunn
Druck und Verarbeitung: Ebner Ulm
Printed in Germany

90 89 88 87 4 3 2 1

ISBN 3-473-43255-5

Inhalt

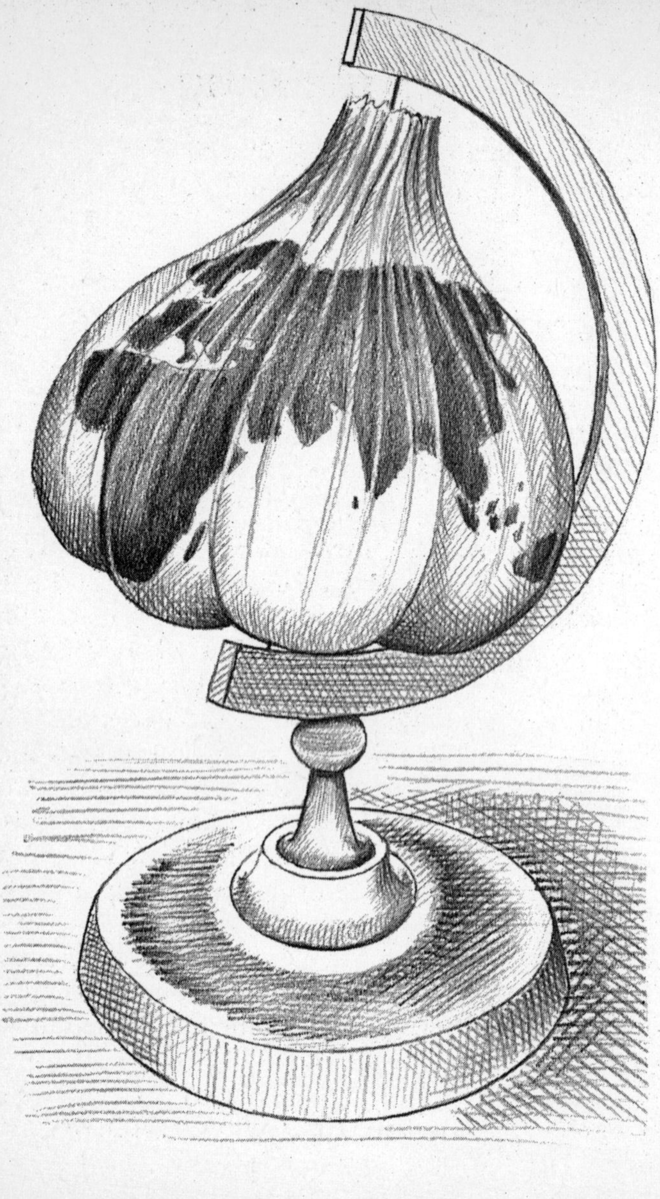

Einleitung

Der Knoblauch hat die Macht, vom Tode zu erretten,
Ertraget ihn, ob er auch gleich den Atem übel macht,
Und schmäht ihn nicht wie manche, die da meinen,
Er mach' die Menschen doch nur tränen, trinken,
stinken.

Dieses Zitat, das einem Autor des frühen 19. Jahrhunderts, nämlich Sir John Harrington, zugeschrieben wird, sagt eine Menge über den Knoblauch. Seine Wirkung auf den Atem derer, die ihn essen, ist berüchtigt. Die Mehrheit der Bevölkerung hält seinen Geruch für ekelhaft, manche würden sogar sagen: asozial, und doch ehrt man in einigen Teilen der Welt dieses bescheidene Gewächs ob des feinen Aromas, das es einer Vielzahl von Gerichten – von einfachen Eintöpfen und Suppen bis hin zu großen kulinarischen Meisterwerken – verleiht. Die Botschaft aber, die Sir John Harrington seinen Lesern so überzeugend nahebringen will, ist klar: Natürlich macht Knoblauch Mundgeruch, der sich aber durchaus zu ertragen lohnt – sichert man sich doch so seine Vorzüge als Naturheilmittel, das gegen eine breite Vielfalt von Beschwerden wirkt.

Zu Sir Johns Zeiten gab es keine Alternative zu dem »üblen Atem«. Heutzutage allerdings kann man mit reinem Knoblauchöl gefüllte Kapseln kaufen, die sich im Dünndarm auflösen und somit den asozialen Nachteilen des Knoblauchs die Spitze nehmen. Man bekommt sie in jedem Reformhaus.

Niemand weiß, wann oder wie Kräuter zum ersten Mal zur Krankheitsbehandlung eingesetzt wurden. Die Stämme, die vor ungezählten Jahrtausenden die tropischen Regenwälder durchstreiften, waren fast mit Sicherheit die ersten, die zu der Erkenntnis gelangten, daß ihre Leiden geheilt wurden, wenn sie bestimmte Pflanzen oder Teile davon aßen. Der Zufall war es und nicht die Forschung, der zu den Experimenten anregte, welche zum Gebrauch jener Kräuter führten, und es war der Überlebensinstinkt und nicht die Wissenschaft, der jene Menschen dazu brachte, die Vorzüge, die sie entdeckt hatten, zum Nutzen künftiger Generationen mündlich zu überliefern.

Einige der ersten Aufzeichnungen der frühen Kulturen Ägyptens, Chinas, Griechenlands und Roms enthalten zahlreiche Hinweise auf die medizinische Verwendung von Kräutern, und unter diesen Kräutern nimmt der Knoblauch eine Sonderstellung ein. In der ganzen Geschichte der Heilkunde hat man ihn als vorzügliche Arznei gewürdigt. Einiges von dem, was in den Schriftrollen und Pergamenten der großen Kulturen behauptet wird, kann man nach heutigen Maßstäben nur als Wunder bezeichnen, und doch liegen in diesem Geflecht aus Mythologie und Brauchtum viele Entdeckungen verborgen, die selbst heute noch mit Respekt betrachtet werden. Das Interesse der Wissenschaft an pflanzlichen Heilmitteln ist heutzutage sogar so groß, daß man »neue« Entdeckungen macht, die auf unumstößlichen medizinischen Fakten beruhen. Es überrascht nicht, daß der Knoblauch neben vielen anderen Heilkräutern sehr ernsthaft und wissenschaftlich untersucht wird.

Man sagt, es gebe nichts Neues unter der Sonne, und man kann sich die alten Ärzte und Philosophen wie Hippokrates und Aristoteles, Galen und Celsus vorstellen, wie sie mit ihren jeweiligen Gottheiten im Himmel sitzen und auf die Bemühungen unserer medizinischen Forschungsteams des 20. Jahrhunderts hinablächeln und meinen: »Aber das haben wir euch doch schon vor Jahren gesagt.«

Knoblauch ist ein faszinierendes Gewächs, von Mythen umrankt, doch mit bemerkenswert starken Kräften, die heutzutage allmählich in breiteren Kreisen anerkannt werden als während der letzten hundert Jahre.

Dieses Buch also ist die Geschichte des Knoblauchs, und in vieler Hinsicht ist es die Geschichte der Kräutermedizin. Auf den folgenden Seiten werden wir einen Blick auf die Historie werfen, untersuchen, was man über den Knoblauch behauptet hat, und versuchen, die Geheimnisse zu entschlüsseln, die in den alten Schriften, aber auch in den modernsten wissenschaftlichen Berichten verborgen liegen.

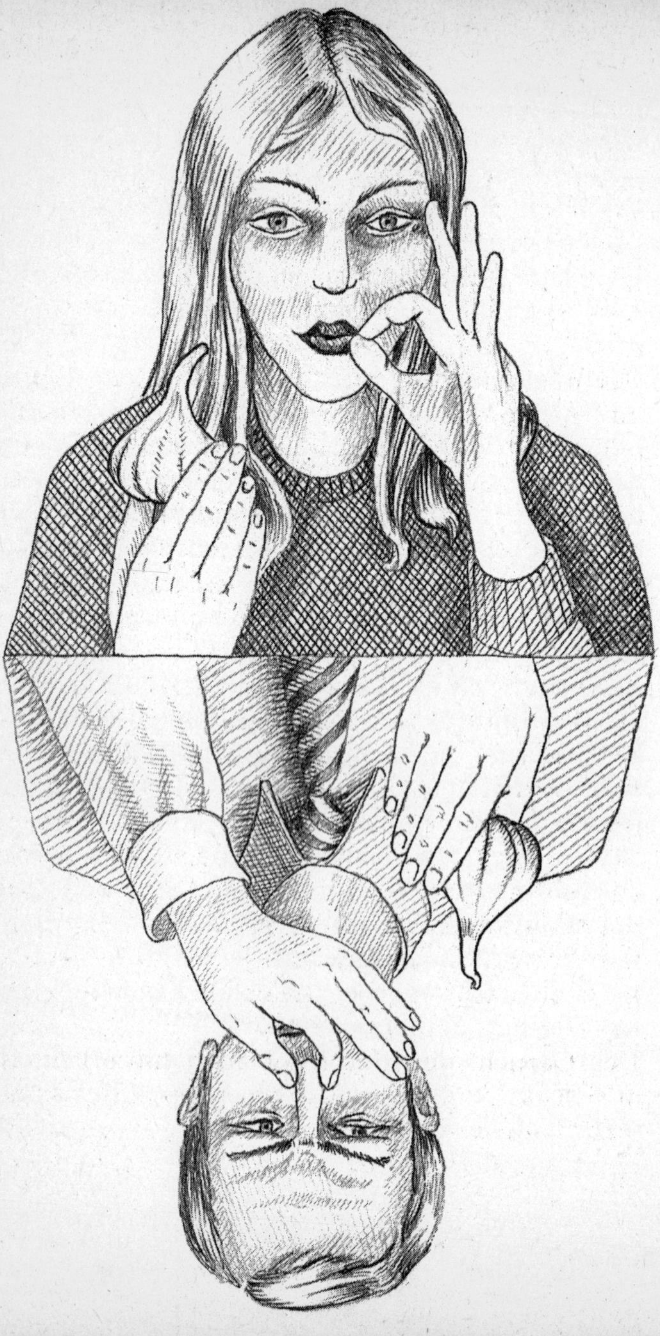

Erstes Kapitel

Pro und Contra

Jedem, der überhaupt etwas darüber weiß, ist klar, daß der Knoblauch ein sehr durchdringendes Aroma hat, das denen, die ihn essen, nicht nur einen abstoßenden Mundgeruch bereitet. Obwohl dieses Buch geschrieben wurde, um die Vorzüge des Knoblauchs zu preisen, wäre es falsch zu ignorieren, was viele Leute für seinen einzigen Nachteil halten. Nun gibt es nicht etwa eine weltweite Übereinkunft darüber, daß der Knoblauch abstoßend rieche und schmecke – in vielen Ländern der Erde ist er sogar so beliebt und verbreitet, daß die Einheimischen gar nicht merken, daß er überhaupt riecht. In Ländern wie Italien und Rußland und in vielen anderen Nationen in ganz Europa und Asien ist Knoblauch gesellschaftsfähig. Nur weil wir hierzulande die kulinarischen Eigenschaften des Knoblauchs bislang im großen und ganzen ignorieren und vernachlässigen, fällt uns der Geruch auf, und wir beurteilen ihn als widerwärtig.

Der Geruch, den der Knoblauch hinterläßt, ist auch an seiner Vernachlässigung seitens der Ärzteschaft schuld – insbesondere seit es möglich ist, ihn durch synthetische Medikamente zu ersetzen. Das

ist höchst bedauerlich, da Knoblauch mit Sicherheit in der Lage ist, eine Vielzahl von Krankheiten und Leiden zu bekämpfen, ohne andere Nebenwirkungen zu zeitigen als den Geruch. Der Duft des Knoblauchs hat ihn seit den Anfängen der Literatur zur Zielscheibe des Spotts gemacht. Aus den Schriften der Griechen und Römer erfahren wir, daß – obwohl das gemeine Volk ihn mit Genuß verspeiste – die feinen Leute die Nase darüber rümpften. In einigen griechischen Tempeln war Knoblauchessern der Zutritt verboten, und die Römer verbannten sie aus dem Senat.
Die häufigen Erwähnungen des Knoblauchs in der Literatur bezeugen nicht nur seinen Geruch, sondern auch, wie sehr der Gebrauch dieses Gewürzes im Schwange war. Es wird in einigen großen griechischen Tragödien erwähnt, und in mindestens zwei Theaterstücken verwendet Shakespeare es als komisches Element.

Schutz vor dem Bösen

Fast mit Sicherheit war es dieser unangenehme Aspekt des Knoblauchs, der die vielen Legenden und den Aberglauben entstehen ließ, die ihn mit bösen Geistern in Verbindung bringen. Man glaubte, schon der Knoblauchgeruch allein könne Teufel vertreiben, und in Mitteleuropa war er ein bekanntes Schutzmittel gegen Vampire.
Trotz seines Hauptnachteils hat der Knoblauch überlebt und eine überragende Reputation als Heilmittel erlangt, und, wie wir noch sehen wer-

den, ist seine Verwendung zur Behandlung vieler Leiden seit den Anfängen der Geschichtsschreibung belegt. Er war eine der wirksamsten und beliebtesten Arzneien, die den Kräuterheilkundigen zur Verfügung standen, und sie machten erfolgreich Gebrauch davon.
Eine Merkwürdigkeit des Knoblauchs ist, daß die frisch geerntete Knolle fast keinen Geruch ausströmt. Erst wenn man die Zehen zerquetscht oder zerschneidet, wird das charakteristische Aroma freigesetzt. Das liegt an einer enzymatischen Reaktion, die einen Bestandteil des Knoblauchs in eine Substanz umwandelt, welche man Allicin nennt. Das Allicin ist das essentielle Knoblauchöl, es wirkt antibakteriell und entzündungshemmend. In einem späteren Kapitel werden wir uns noch eingehender mit den Arzneiwirkstoffen der Knoblauchzwiebel befassen. Im Augenblick mag die Bemerkung genügen, daß der Knoblauchgeruch eine unvermeidliche Eigenschaft seines natürlichen Öls ist, das für medizinische Zwecke verwendet wird. Viele Leute ziehen es vor, ihren Knoblauch in Form von Kapseln (oder Pillen, wie sie oft genannt werden) einzunehmen, so daß Geruch und Geschmack umgangen werden.

Knoblauchöl

Das ätherische Knoblauchöl ist sehr stark und durchdringend. Ein altes Hausmittel gegen Keuchhusten bestand darin, Knoblauchscheiben in die Schuhe des Erkrankten einzulegen. Ober-

flächlich betrachtet scheint das eine ziemlich nutzlose und lächerliche Behandlungsmethode zu sein, aber die moderne Knoblauchforschung sagt uns, daß zehn Minuten, nachdem Knoblauchöl auf die Fußsohlen aufgetragen wurde, sein Geruch im Atem nachweisbar ist.
Das Öl ist so potent, daß selbst die winzigsten Spuren davon im Atem festzustellen sind und so durchdringend, daß der Geruch, wenn Schwangere Knoblauch gegessen haben, über die Plazenta auf den Atem eines Neugeborenen übertragbar ist. Diese Tatsache wurde 1973 in der Zeitschrift »Lancet« mitgeteilt.
Im Lauf der Jahre hat man sich vieler Methoden bedient, um den Geruch zu eliminieren. Bei gleichzeitigem Genuß können bestimmte Kräuter dazu beitragen, den Duft von Knoblauch zu überdecken; zu den beliebtesten gehört die Petersilie. Es ist anzunehmen, daß diese anderen Kräuter nicht die Riechstoffe abtöten, sondern deren Geruch lediglich überdecken, indem sie eigenen Geschmack und eigenes Aroma erzeugen.
Wissenschaftler forschen ständig nach Methoden, um einen völlig geruchlosen Knoblauch zu produzieren, und sie hatten einigen Erfolg damit, Knoblauchsorten zu züchten, die denselben Geschmack und dieselben Eigenschaften, aber einen niedrigeren Geruchspegel aufweisen. Insbesondere die Japaner haben das sehr eifrig versucht, und eine kürzlich veröffentlichte Methode besteht darin, den Knoblauch in Honig zu kochen, um ihm den Geruch zu nehmen.

Geruchlose Kapseln

Seit 50 Jahren ist Knoblauch in Form von weichen Gelatinekapseln erhältlich. Sie sind leicht zu schlucken und wandern durch den Magen in den Dünndarm, wo das Öl in den Blutkreislauf absorbiert wird. Diese Methode eliminiert das Geruchsproblem fast völlig, und für viele Leute ist sie eine willkommene Alternative zum Genuß der frischen Zehen. Weit über die Hälfte der Leute, die regelmäßig Knoblauchkapseln nehmen, berichten, sie würden nichts von einem Geruch odere Nachgeschmack merken – bei einem Kuß allerdings dürfte der Knoblauch wohl nicht unbemerkt bleiben.

Reformhäuser führen ein breites Lebensmittelsortiment, und neben Kräuterarzneien und Vitamin- und Mineralpräparaten haben sie mehrere Knoblauchpräparate auf Lager, darunter auch Knoblauchpillen. Gemüsehändler und auch Supermärkte führen frische Knoblauchzwiebeln, die sich zum Kochen verwenden lassen.

Nachdem wir über den Nachteil des Knoblauchs gesprochen haben, können wir beginnen, seine vielen Vorzüge zu erkunden. Mit den oben beschriebenen Präparaten kann man die unangenehmen gesellschaftlichen Konsequenzen vermeiden, die die Knoblauchliebhaber bislang behindert haben, während man trotzdem alle medizinischen Vorteile dieser überaus bedeutenden Heilpflanze ausschöpft.

Knoblauch läßt sich gleichermaßen als Nahrungsmittel wie als Arznei verwenden. Das Nahrungsmittel Knoblauch können Sie hassen oder lieben, aber an dem Heilmittel Knoblauch kommen Sie auf keinen Fall vorbei. Es ist ungefährlich und wirkt bei einer Vielzahl von Leiden, und wenn es in Form von Knoblauchpillen in der richtigen Dosierung genommen wird, braucht man auch seinen einzigen Nachteil nicht zu fürchten.

Die Pflanze – eine Beschreibung

Knoblauch ist ohne Zweifel eines der ältesten und vielseitigsten kultivierten Kräuter. Sein Ursprung ist ungewiß, aber man glaubt, daß er sich von Zentralasien aus über den Mittleren Osten und Europa ausgebreitet hat. Er gehört zu derselben Pflanzenfamilie wie Zwiebel, Porree, Schnittlauch und Schalotte und ist ein Mitglied der Liliengewächse. Es hat die Botaniker immer fasziniert, daß solch ein beißend riechendes Kraut mit dem Symbol der Reinheit verwandt sein soll. Sein botanischer Name lautet *Allium sativum;* die Linguisten glauben, daß das »al« von dem keltischen Wort kommt, das »brennen« bedeutet, und »sativum« heißt »anbauen, kultivieren«.
Es gibt verschiedene Knoblauchsorten, aber *Allium sativum* wird beim Kochen am häufigsten und in der Heilkunde immer verwendet. Die Pflanze besteht aus einer Knolle, die ein paar schlanke Triebe nach oben schickt; die Blätter werden 30 bis 60 cm lang, und die Blüte ist ein Büschel aus winzigen weißen Blättchen. Diese allerdings sieht man nur

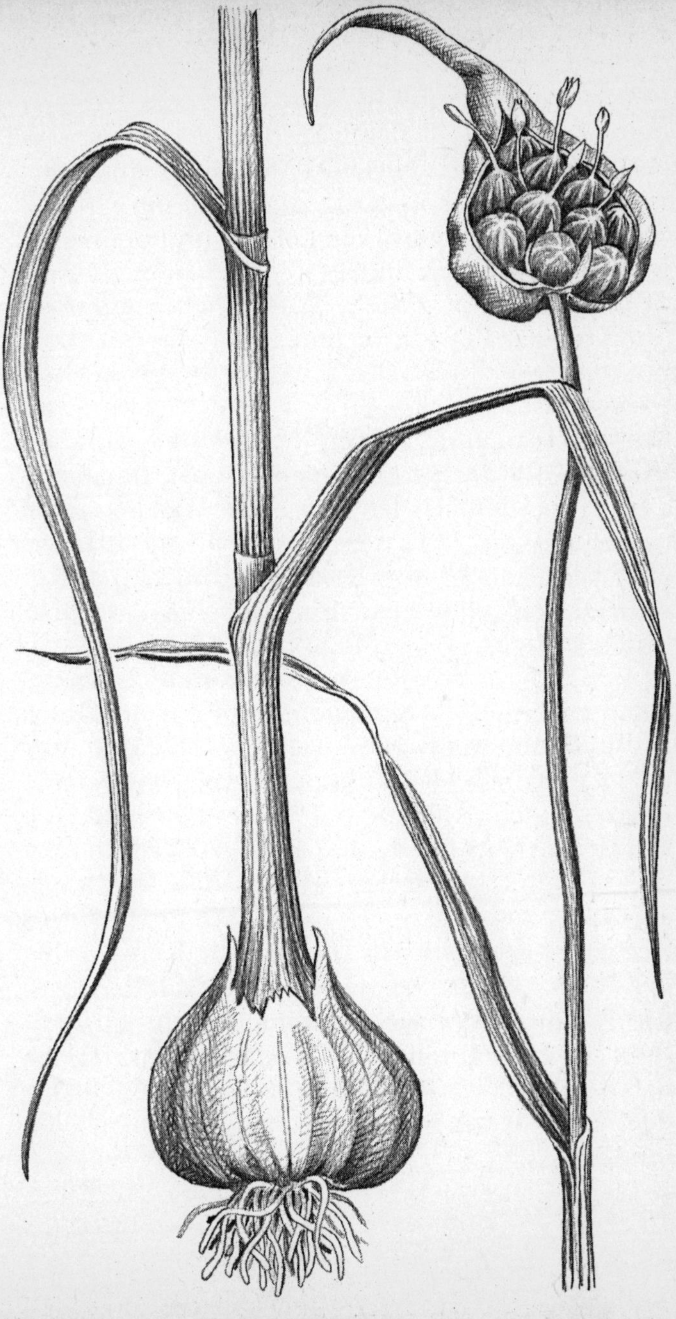

selten, da die Pflanze geerntet wird, bevor die Blüte erscheint. Die Knoblauchknolle ist der Teil, den man verwendet. Die Blätter selbst eignen sich als Salatzutat, besitzen aber – anders als die Knolle – keine Heilwirkungen.

Die Knolle enthält mehrere kleinere Segmente, die sogenannten Zehen. Eine Knoblauchknolle umfaßt normalerweise acht bis zwölf dieser Zehen, die von einer dünnen weißen oder weiß-rosa Haut umgeben sind.

Der Knoblauch gedeiht in den meisten Klimazonen, obwohl der professionelle Anbau normalerweise eine ziemlich lange, warme Wachstumsperiode erfordert. Er ist eine mehrjährige Pflanze, und die getrockneten Knollen kann man aufbewahren und einsetzen, um – genauso wie man Zwiebeln zieht – neue Pflanzen zu züchten.

Normalerweise werden drei verbreitete Arten angebaut, nämlich: der gemeine weiße Knoblauch, bei dem eine weiße Haut die Zehen bedeckt, der rosa Knoblauch, der früher als der weiße geerntet werden kann, und eine noch rötere Variante, die viel langsamer wächst, aber auch größere Knollen hervorbringt. Außerdem gibt es den Wildknoblauch, der kaum als Speise und überhaupt nicht als Arznei verwendet wird. Hier hat die Knolle keine Zehen ausgebildet.

Das Mitglied der Zwiebelfamilie, das am stärksten dem Knoblauch ähnelt, ist die Schalotte, die von den Kreuzfahrern aus dem Orient mitgebracht wurde. Sie riecht fast so stark wie Knoblauch. Schalotten verwendet man gern für Eingelegtes.

Das am häufigsten verzehrte Mitglied dieser Pflanzenfamilie ist die Zwiebel selbst. Zwiebel und Knoblauch enthalten viele ähnliche aktive Prinzipien, die in der Medizin Verwendung finden, wenn auch die Zwiebel nicht so heilkräftig ist und kein so breites Anwendungsgebiet hat wie der Knoblauch.

Nährstoffgehalt

Man ist lange der Meinung gewesen, der medizinische Wert des Knoblauchs beruhe auf der Wirkung der Vitamine und Minerale, die er enthält. Gegen Ende der 30er Jahre vertraten zwei amerikanische Ärzte die Auffassung, Knoblauch müsse wegen seiner hohen therapeutischen Wirksamkeit beträchtliche Mengen Vitamine enthalten. Moderne Studien haben diese Theorie allerdings widerlegt. Weil Knoblauch in relativ kleinen Mengen verzehrt wird, stellt er in der Ernährung keinen guten Vitaminlieferanten dar. Das »Handbook of the Nutritional Contents of Food« (Handbuch des Nährstoffgehalts der Nahrungsmittel), das für das Landwirtschaftsministerium der USA zusammengestellt wurde, enthält zur Nährstoffzusammensetzung des Knoblauchs folgende Angaben:

Nährstoffverhältnis in rohem Knoblauch

Nährstoffe	*Gehalt in Prozent*
Kohlenhydrate	31
Protein	6
Fett	0,2
Wasser	61

Mineralstoffgehalt in 100 g Knoblauch

Mineral	*Gehalt*
Kalzium	29 mg
Phosphor	202 mg
Eisen	0,5 mg
Natrium	19 mg
Kalium	529 mg

Vitamingehalt in 100 g rohem Knoblauch

Vitamin	*Gehalt*
A	Spuren
B_1 (Thiamin)	0,25 mg
B_2 (Riboflavin)	0,08 mg
Nikotinamid	0,5 mg
C	15 mg

Diese Werte werden durch die jüngste Gehaltsanalyse der japanischen Lebensmittelbehörde untermauert, die ähnliche, wenn auch nicht dieselben Mengen angibt. Das überrascht nicht, da Vitamin- und Mineralgehalt aller Naturprodukte sich je nach Wachstumsbedingungen – also Bodenbeschaffenheit, Klima, Erntezeit, Lagerungszeit usw. – ändern. Aus diesen Zahlen läßt sich ablesen, daß dieses Nahrungsmittel an keinem Nährstoff besonders reich ist und daß man es besser als Gewürz betrachtet denn als Nahrungsmittel.
Keine der angeführten Nährstofftabellen erwähnt den relativ hohen Schwefelgehalt des Knoblauchs. Knoblauch enthält mehr Schwefel als Zwiebeln oder irgendein anderes Mitglied seiner Familie, und die Art *Allium* enthält im allgemeinen mehr Schwefel als alle anderen Gemüse. Dieser Gehalt an Schwefel und seinen Verbindungen wird sehr

wichtig, wenn wir im folgenden dazu kommen, die Zusammensetzung des Knoblauchs als Heilmittel zu betrachten.

Eigenschaften als Heilmittel

Obwohl der Nährwert von Knoblauch insgesamt nicht groß ist, enthält er doch zwei weitere Nährstoffe, die einer besonderen Betrachtung wert sind. Das sind ein seltenes Spurenelement namens Selen und eine ungewöhnliche Vitamin-B_1-Art.
Knoblauch enthält mehr Selen als die meisten anderen Gemüse. Spurenelemente sind für das richtige Funktionieren des Körpers unerläßlich, aber die Mengen, die der Stoffwechsel braucht, sind so winzig, daß sie oft nur in Mikrogramm gemessen werden. Das Selen wird allmählich besser bekannt. Medizinische und ernährungswissenschaftliche Forschungsteams, die seine Rolle als sehr wichtiges Spurenelement untersuchen, widmen ihm beträchtliche Aufmerksamkeit.
Seine Wirkungsweise ist der des Vitamin E insofern eng verwandt, als es sich um ein oxidationshemmendes Mittel handelt, das dazu beiträgt, der Verschmutzung des Blutkreislaufs vorzubeugen. Man glaubt, daß mit seiner Hilfe Schwermetalle wie Quecksilber und Blei gehindert werden, den Körper zu vergiften. Die oxidationshemmenden Eigenschaften des Selens sind vielleicht ein Faktor der Rolle des Knoblauchs bei der Vorbeugung von Herzanfällen und der Normalisierung des Blutdrucks.

Die chemische Bezeichnung für das Vitamin B_1 lautet Thiamin. Japanische Forscher haben im Knoblauch eine biologisch höchst aktive Vitamin-B_1-Verbindung entdeckt, die man Allithiamin nennt. Das Vitamin B_1 kann der Körper nicht leicht assimilieren, aber wenn die Spezialkomponente des Knoblauchs dazukommt, wird das Vitamin B_1 schneller und effizienter absorbiert, und zwar so sehr, daß der Vitamin-B-Spiegel des Blutes deutlich ansteigt. Das ist deswegen von Bedeutung, weil das Vitamin B_1 eine sehr wichtige Rolle im Stoffwechsel des Körpers spielt, die Nerven gesund hält und Depressionen verhütet. Vitamin-B_1-Mangel führt zu der sogenannten Beriberi-Krankheit.
Eine weitere Funktion des Vitamin B_1 besteht darin, daß es dem Körper hilft, die Kohlenhydrate zur Energieversorgung zu verbrennen. Wenn es daran mangelt, wird der Prozeß unterbrochen, die Glukose nicht richtig umgesetzt und zu Fett umgewandelt. Die Folgen des Vitamin-B_1-Mangels sind Herzklopfen, Muskel- und Nervenschwäche.
Im Knoblauch finden sich noch viele weitere Nährstoffe und andere Substanzen, und seine Wirkung läßt sich nicht nur durch das Vorhandensein eines einzigen erklären. Wie bei so vielen Naturprodukten hängt der Gesamteffekt von der Kombination der einzelnen Wirkstoffe ab. Mit dem, was wir über die Zusammensetzung des Knoblauchs wissen, ist es viel einfacher geworden, die Behauptungen über seine Heilkraft zu verstehen und zu erklären.

Zweites Kapitel

Die historischen Zeugnisse

Das historische Faktum, daß Knoblauch seit vielen tausend Jahren gleichermaßen als Speise wie als Arznei benutzt wird, ist unbestreitbar. Aus den alten Berichten geht hervor, daß die Heilkräfte des Knoblauchs seit über 5000 Jahren zur Behandlung einer Fülle von Krankheiten eingesetzt wurden. Schon im Alten Testament wird der Knoblauch erwähnt und in den großen Schriften der Griechen, Babylonier, Chinesen, Römer und Ägypter. Die Wikinger nahmen Knoblauch mit auf ihre langen Seereisen. In einer ununterbrochenen Kette von den frühen Heilkundigen und Philosophen wie Galen, Hippokrates und Plinius über das Mittelalter bis hin zu einigen der großen neuzeitlichen Heilkundigen wie Schweitzer und Bircher-Benner läßt sich die Geschichte des Knoblauchs verfolgen.

Die ältesten Berichte

Wir wissen nicht, wann Knoblauch zum ersten Mal als Nahrungs- oder Heilmittel verwendet wurde. Man glaubt, daß die ersten Erwähnungen sich bis nach Babylonien zurückverfolgen lassen. Die Chinesen benutzen ihn nachweislich seit 2000 v. Chr. als Medizin, und die alte ägyptische Geschichte berichtet von seiner Existenz in einer Inschrift, die man in einer vermutlich vor fast 5000 Jahren erbauten Pyramide fand. Sogar im Grab des Tutanchamun hat man einige Knoblauchzwiebeln gefunden. Die Bibel bestätigt, daß die israelitischen Sklaven, die die großen Pyramiden bauten, den Knoblauch als Nahrungsmittel hoch schätzten. Sie hielten ihn für ein Stärkungs- und Erfrischungsmittel.

Die alten Chinesen

Die Tradition der Kräutermedizin in China hat sich bis heute erhalten. Die Chinesen nennen die Knoblauchpflanze *suan.* In der Geschichte der Hsia-Dynastie wird erzählt, wie die Anhänger des Kaisers Huang-ti einen Berg erklommen, eine giftige Pflanze aßen und sehr krank wurden. Dieses vor 4000 Jahren geschriebene Buch berichtet, wie sie ihr Leben dadurch retteten, daß sie den wilden Knoblauch aßen, der dort wuchs. Seit jener Zeit haben die chinesischen Ärzte vom Knoblauch reichlich Gebrauch gemacht.

Die alten Hebräer

In der Bibel (4. Mose 11:5) lesen wir, daß zu den Dingen, die die Israeliten am meisten vermißten, als Moses sie durch die Wüste führte, der Knoblauch gehörte. Die Juden waren große Knoblauch-

freunde; sie bauten ihn neben Porree und Zwiebeln als Grundnahrungsmittel an. Aber wie für so viele andere Stämme bedeutete er ihnen mehr als nur eine Speise: er war eine wirksame Arznei von solcher Kraft, daß man ihm magische Eigenschaften zuschrieb.
Im Mittelalter besagte ein jüdischer Aberglaube, das Tragen von Knoblauchknollen am Leibe schütze einen vor den ansteckenden Krankheiten, die damals in Europa ganze Landstriche entvölkerten. Man konnte sich seine Wirksamkeit nur erklären, indem man ihm die Macht zuschrieb, die bösen Geister beschwichtigen zu können, die die Seuchen hervorriefen. Heute wissen wir, daß Knoblauch ein effizientes natürliches Antiobiotikum und durchaus fähig ist, Bakterien zu bekämpfen.

Der Knoblauch im Islam

Auch in den anderen großen Weltreligionen finden wir Hinweise auf den Knoblauch. Er wird im Koran erwähnt; die Überlieferung besagt, daß, als Satan nach Adams fatalem Apfelbiß den Garten Eden verließ, dort, wo er mit dem linken Fuß auftrat, der Knoblauch entsproß und unter dem rechten eine Zwiebel.

Die alten Ägypter

Es ist reizvoll, einige alte Methoden der medizinischen Praxis zurückzuverfolgen, um festzustellen, wie sich die Wissenschaft im Lauf der Jahrhunderte entwickelt hat. Man akzeptiert überall, daß die Ägypter das erste Kulturvolk waren, die im eigentlichen Sinne Medizin praktizierten. Die Priester, die damals die offiziellen Mediziner darstellten, waren einer strengen Ausbildung und Prüfungen unterworfen.

Im mittelalterlichen Europa waren es die Mönche, die von Hand die alten Lehrbücher über Kräuterheilkunde kopierten, und oft kam es vor, daß die Klöster auch Krankenhäuser unterhielten. Viele ihrer Rezepte waren ihnen durch die frühesten griechischen und ägyptischen Texte überliefert, und zu den Leiden, die sie mit Knoblauch behandelten, gehörten Würmer, Kopfschmerzen, Herzprobleme, Asthma, Menstruationsbeschwerden und außerdem noch Husten und Erkältungen. Mitunter vergleichen Medizin-Historiker das Wissen der ersten ägyptischen Ärzte mit dem der europäischen Kräuterkundigen des Mittelalters. Sie stellen fest, daß sich wenig geändert hatte, und daß traditionsreiche Heilmittel wie der Knoblauch die Prüfungen der Zeit bestanden hatten. Jene frühen Heilkundigen wußten, daß sie über eine wirksame Medizin verfügten, die die Ursache vieler Leiden beseitigen konnte. Heute wissen wir, daß die Eigenschaften, die dazu führten, daß man den Knoblauch »Russisches Penicillin« taufte, keineswegs Zauberkräfte sind, sondern daß Knoblauch tatsächlich antibiotische Eigenschaften besitzt.

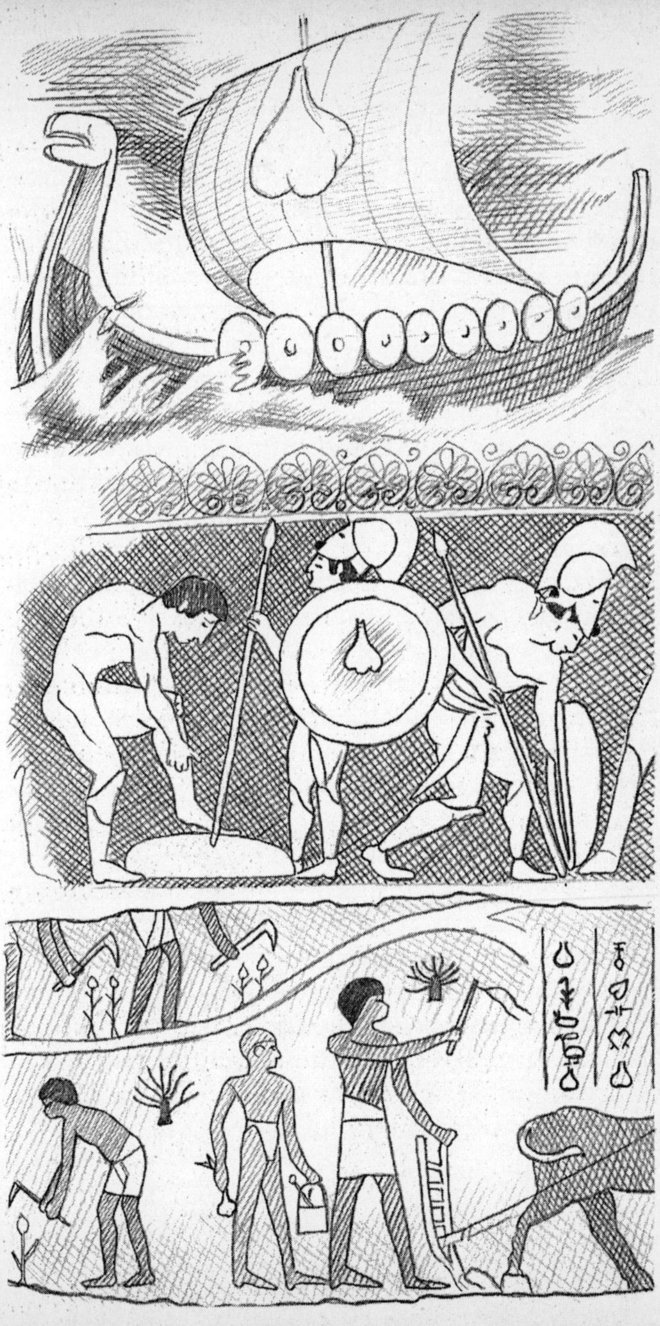

Kraft und Ausdauer

Die Arbeiter beim Bau der Cheops-Pyramide traten in den Streik, weil ihnen der Knoblauch entzogen wurde. Sie spürten, daß er unerläßlich war, um ihnen Kraft und Ausdauer zu verleihen. In seinem Buch »About Garlic« (Vom Knoblauch) berichtet G. J. Binding, daß Zwiebel und Knoblauch heute noch in Ägypten in großem Maßstab angebaut werden. Er glaubt, daß die Kraft und die Ausdauer, die die Ägypter in vielen Kraftsportarten – beispielsweise Gewichtheben oder Kanal-Schwimmen – beweisen, dem Knoblauchgebrauch zuzuschreiben sind.
Auch die griechischen Athleten sollen Knoblauch genommen haben – sie aßen ihn, um sich auf ihre Höchstleistungen an Stärke und Ausdauer bei den ursprünglichen Olympischen Spielen vorzubereiten. Was für ein gewaltiger Unterschied zu der angeblichen Drogen- und Dopingmittelverwendung ihrer modernen Kollegen! Die Griechen verabreichten auch ihren Kriegern vor der Schlacht Knoblauch, um ihnen Mut zu machen.
Viele moderne Kräuterkundige bestätigen die anregenden Eigenschaften des Knoblauchs, so daß jene Überzeugungen der Antike wohl keineswegs unbegründet waren. Aber die Griechen verwendeten Knoblauch nicht nur wegen seiner kräftigenden Wirkung oder als Nahrungsmittel; für sie war er mindestens ebensosehr eine Arznei wie alle anderen Pflanzen oder Kräuter, die sie kannten.

Frühe Medizin

Heutzutage legen die Ärzte immer noch den hippokratischen Eid ab, der auf der von Hippokrates begründeten medizinischen Tradition beruht. Hippokrates verwendete Knoblauch für eine Vielzahl von Krankheiten, unter anderem zur Behandlung von Wunden, Lepra und Zahnschmerzen. Außerdem empfahl er ihn als Laxativ und als Diuretikum.

So bedeutend Hippokrates auch war, ist es doch ein anderer Grieche gewesen, der den größten Beitrag zur Praxis der Kräutermedizin ermöglichte. Dioskorides war der Chefarzt der römischen Armee. Seine Kräuterbücher bildeten bis zum Ende des Mittelalters die Grundlage der Kräuterheilkunde. Da er mit der Armee zog, konnte er sich in den Ländern, in die er kam, die Kenntnisse der Einheimischen aneignen. Nicht so sehr die von ihm gesammelten Rezepte sind es, die seinem Werk Bedeutung verleihen, als vielmehr die Präzision, mit der er Gewichtungen, Dosierungen und Zubereitungsmethoden für seine Arzneien detailliert verzeichnete. Generationen von Kräuterheilkundlern befolgten sie gewissenhaft. Dioskorides' sorgfältiges Studium und seine Beschreibung des Pflanzenreiches änderte die Denkweise der Kräuterheilkundigen über die Pflanzen von Grund auf, und die Kräutermedizin hat ihm eine Menge zu verdanken.

In seinem Knoblauchbuch »Nicht nur gegen Vampire« (Rowohlt 1984) führt Lloyd J. Harris ein

Zitat aus dem griechischen Kräuterbuch des Dioskorides an. Wo er über Knoblauch spricht, bemerkt er folgendes:

»Er ist scharf, beißend, blähend, reizt den Bauch, trocknet den Magen aus, verursacht Durst und mindert Hautgeschwülste. Wenn man ihn ißt, treibt er den Bandwurm aus und fördert den Harn. Mit Wein oder in Wein zerdrückt hilft er gegen Schlangenbisse. Er nützt gegen den Biß von tollwütigen Hunden. Er macht die Stimme klar und lindert ständigen Husten, wenn man ihn roh oder gekocht ißt. Mit Oregano gekocht tötet er Läuse und Wanzen. Er reinigt die Arterien. Gebrannt und mit Honig vermischt heilt er weiße Hautpickel, Bläschenflechte, Leberflecken, Lepra und Skorbut. Mit Kiefernholz und Weihrauch gekocht lindert er Zahnweh, wenn man die Lösung im Mund behält. Knoblauch, Feigenblätter und Kümmel ergeben ein Pflaster gegen den Biß der Spitzmaus. Ein Absud der Blütendolde ist gut als Sitzbad zur Förderung der Menstruation und für den Abgang der Placenta. Zum selben Zweck kann man ihn rauchen. Ein Brei aus Knoblauch und schwarzen Oliven wirkt harntreibend. Auch hilft er bei Wassersucht.«

Eine eindrucksvolle Liste, insbesondere wenn sich – wie wir noch entdecken werden – herausstellt, daß viele dieser Anwendungen mittlerweile erwiesenermaßen eine gesunde, wissenschaftliche Grundlage besitzen. Dioskorides vermengte Knoblauch oft mit anderen Zutaten und behandelte viele Beschwerden mit Arzneien, darunter Hautkrankheiten, Würmer, Husten, Bisse und Stiche, Asthma und arterielle Probleme. Viele dieser Anwendungen werden heute noch von den Kräuterheilern praktiziert, insbesondere zur Behandlung von Husten, Erkältungen und anderen Bronchienleiden, Wunden, Bissen und Stichen. Die Griechen verwendeten rohen Knoblauch, gemischt mit Wein, Honig und anderen Zutaten.

Knoblauch in der römischen Welt

Die zweite mediterrane Großmacht, das Römische Reich, schätzte den Knoblauch ebenfalls sehr. Auch die Römer genossen ihn als Nahrungsmittel und verabreichten ihn in großen Mengen ihren Soldaten – nicht nur der Gesundheit, sondern auch der Stärke und des Mutes wegen. Sogar auf ihren vielen Feldzügen führten die römischen Legionen Knoblauch mit sich und waren verantwortlich für seine Einführung in vielen eroberten Ländern. Der bescheidene römische Bürger mochte seinen Knoblauch gerne, aber die feinen Leute rümpften die Nase über den Geruch, der sie anwiderte. Knoblauch war ein bekanntes Aphrodisiakum und vermischte sich mit anderen Kräutern zu potenten »Liebestränken«. Virgil, der Dichter, erwähnt den Knoblauch ebenfalls und berichtet uns, daß er unerläßlich war, um die Feldarbeiter während der Ernte bei Kräften zu halten.
Der wohl berühmteste römische Arzt war Galen, dessen Lehren die medizinische Theorie und Praxis ein ganzes Jahrtausend lang beherrscht haben. Er gab den »Galenischen Mitteln« seinen Namen, d.h. den Arzneien pflanzlichen und nicht synthetischen Ursprungs. Außerdem schreibt man ihm zu, er habe den Knoblauch das »Allheilmittel der

Armen« getauft. Er sprach vor vielen Schülern über die Heilkräfte des Knoblauchs und empfahl ihn sehr als Gegenmittel gegen Gifte. Heute würden wir die Gifte als Toxine im Blut bezeichnen, aber das Prinzip gilt immer noch, und nach jahrtausendelangem Gebrauch leistet der Knoblauch auch heute noch hervorragende Dienste.
Der fleißigste Befürworter des Knoblauchs in der römischen Medizin war Plinius, ein berühmter Naturforscher, der in seiner »Naturgeschichte« sehr viele Anwendungsmöglichkeiten für die Pflanze aufführt. Die Kräuterkundigen verwenden den Knoblauch immer noch zur Behandlung vieler Leiden, die auch Plinius und seinen Zeitgenossen begegneten: Atemwegsinfektionen, Wunden und Magen-Darm-Beschwerden sprechen sämtlich auf die Heilkräfte des Knoblauchs an.

Chinesische Kräutermedizin

Die Chinesen sind ein weiteres Volk, das den Knoblauch als Arznei schätzt und sich seine Eigenschaften zur Behandlung eines ganzen Arsenals von Krankheiten bedient – von hohem Blutdruck bis zu Magen-Darm-Beschwerden. Die Verwendung von Wildknoblauch in China ist bereits 2000 v. Chr. belegt. Wahrscheinlich vergingen zwei Jahrtausende, bis der Knoblauch von Zentralasien, wo er zum ersten Mal angebaut wurde, seinen Weg nach Osten und damit nach China fand. Man machte damit das Fleisch haltbar, und kürzlich haben Lebensmittelchemiker bewiesen, daß die Wirkung von Knoblauch auf bestimmte Mikroben in Fleischkonserven dazu beitragen kann, Frische und Haltbarkeit zu bewahren und zu steigern. Abermals finden wir hier ein Beispiel, wie eine Verwendungsmöglichkeit des Knoblauchs, die über viele Jahrtausende praktiziert wurde, von der modernen wissenschaftlichen Forschung bestätigt wird.

Die vielen Anwendungsmöglichkeiten des Knoblauchs in der chinesischen Kräutermedizin machen ihn fast zu einem Allheilmittel. Man behauptet, daß er wegen seines breiten Wirkungsspektrums bei Asthma, Bronchitis und Erkältungen helfen, Gifte aus dem Körper austreiben, Abszesse heilen, und bei Wunden und vielen anderen Beschwerden helfen kann. Manche chinesischen Kräuterkenner behaupten sogar, sie hätten Tuberkulose mit Knoblauch als Inhalationsmittel und durch innerliche Anwendung geheilt. Berichte aus Indien sprechen von seiner Verwendung bei derselben Krankheit. In China ist die Tradition der Kräutermedizin noch sehr stark. Wir werden uns in einem späteren Kapitel damit befassen, wie der moderne Kräuterarzt den Knoblauch einsetzt.

Wie ich gerade erwähnte, ist Indien ein weiteres Land, wo der Knoblauch seit Jahrhunderten in Gebrauch ist und heute noch zur Behandlung vieler Beschwerden dient. In den frühen Schriften des alten Indien finden sich viele Hinweise auf den Knoblauch als Nahrungs- und Arzneikraut.

Der wachsende Wissensschatz

Die frühen Kulturen haben uns den Knoblauchgebrauch überliefert, der bis auf den heutigen Tag praktiziert wird. Nach dem Zusammenbruch des Römischen Reiches erscheinen nur wenige neue Hinweise auf den Knoblauch, und erst im Mittelalter lesen wir wieder von seiner medizinischen Verwendung. Als die Druckerpresse erfunden war und viele Bücher erschienen und von weitaus mehr Menschen als bisher gelesen wurden, begann sich das Wissen abermals zu verbreiten. Bisher hatten sich die Kräuterkundigen ohne Zweifel auf die Tradition verlassen, und das Wissen über die Kräuter war von Generation zu Generation mündlich überliefert worden. Jetzt entdeckten sie neue Verwendungsmöglichkeiten und konnten – Schritt für Schritt – durch Beobachtung und Experimente eine neue Philosophie der Kräuterkunde entwickeln. Stark vereinfacht läßt sie sich in folgender kurzer Behauptung zusammenfassen: Zu jedem Leiden liefert die Natur ein Heilmittel. Die schriftlichen Werke der frühen Kräuterexperten, die sogenannten Herbarien oder Kräuterbücher, dokumentieren die damals bekannten Verwendungsmöglichkeiten für verschiedene Pflanzen.

Die Signaturendoktrin

Eine der populärsten Kräutertheorien des Spätmittelalters war die Signaturendoktrin. Sie ging davon aus, daß der Mensch durch Betrachtung der Charakteristika einer Pflanze erkennen könne, auf welche Weise sie nach dem Willen der Natur der Gesundheit förderlich sein sollte. So glaubte man, daß die Knoblauchpflanze wegen ihres hohlen Stiels bei Erkrankungen der Luftröhre wohltuend wirke – daher ihre Verwendung bei Atemwegsbeschwerden wie Husten, Erkältungen, Katarrh, Asthma und Bronchialleiden. Diese Theorien gehören heute natürlich nur noch zur Geschichte der Kräuterkunde und halten der kritischen Überprüfung durch die moderne Wissenschaft nicht stand. Aber immer noch gilt, daß Knoblauch viele Verwendungszwecke hat, die unverändert geblieben sind, obwohl unser Wissen um das Kraut selbst sich beträchtlich erweitert hat. Heute müssen wir uns nicht auf Glaube und Aberglaube verlassen; wir kennen genug Tatsachen, die die Wirksamkeit des Knoblauchs beweisen.

Die alten Kräuterbücher

Es ist interessant, sich einige der alten Kräuterbücher anzusehen, um herauszufinden, was sie uns über den Gebrauch des Knoblauchs lehren können. Culpeper, der berühmteste und noch heute gelesene englische Kräuterfachmann, starb 1654, und das folgende Exzerpt stammt aus einer Ausgabe seines »English Physician und Complete Herbal«, das 1813 veröffentlicht wurde.

»KNOBLAUCH. ALLIUM
Er ist so allgemein bekannt, daß ich es ablehne, meine Leser mit seiner Beschreibung zu behelligen.
ZUGEHÖRIGKEIT UND VORZÜGE. Dem Mars gehört dies Kraut. Es fördert den Harn und den Ausfluß der Frauen und hilft gegen Bisse tollwütiger Hunde und anderer giftiger Kreaturen; es tötet die Würmer bei Kindern ab, löst und fördert den zähen Schleim, purgiert den Kopf, hilft bei Lethargie und ist ein gutes Vorbeuge- und Heilmittel gegen alle Pestbeulen oder fauligen Geschwülste; es entfernt Flecken und Male der Haut, lindert Ohrenschmerzen und bringt Geschwüre und andere Schwellungen zum Reifen und Aufplatzen. Man hat bemerkt, daß Zwiebeln für besagte Zwecke genauso wirksam sind, aber der Knoblauch besitzt viele eigene Vorzüge, derer sich die Zwiebel nicht rühmen kann: Er hat zum Beispiel die besondere Qualität, alle Beschwerden, die durch Wechselfieber oder mineralische Dämpfe oder durch das Trinken von abgestandenem, stinkendem Wasser entstanden sind, zu beseitigen; außerdem die durch die Einnahme von Eisenhut, Bilsenkraut, Schierling oder anderer giftiger Kräuter. Außerdem ist er überaus gut bei Wassersucht, Gelbsucht, Fallsucht, Krämpfen, Konvulsionen, Hämorrhoiden und Erkältungskrankheiten. Nachdem wir allerdings seine vielen Vorzüge dargestellt haben, dürfen wir auch seine Nachteile nicht verschweigen: Seine Schärfe ist sehr vehement, und jedes Kraut, auf das diese Beschreibung zutrifft, befördert üble Dämpfe ins Hirn; bei Cholerikern gießt es Öl ins Feuer; bei Menschen, die von der Melancholie bedrückt sind, verlängert es diese Laune und verwirrt die Gedanken mit merkwürdigen Visionen und Phantasien; und daher sollten es diejenigen, deren kranke körperliche Verfassung keine freigebige Anwendung gestattet, mit äußerster Sorgfalt einnehmen. Ein paar Kümmelsamen oder ein oder zwei grüne Bohnen, die man nach dem Knoblauchessen zerkaut, nehmen dem Atem völlig den unangenehmen Geruch.«

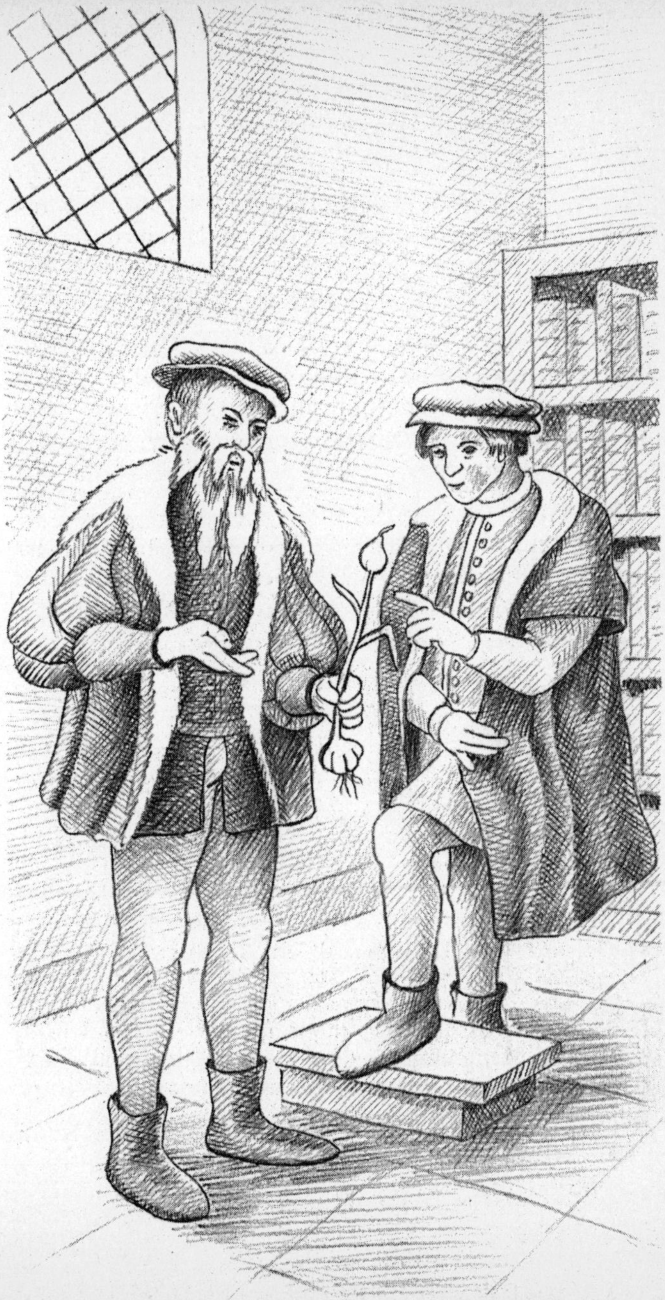

Es ist interessant, daß der Knoblauch zu Culpepers Zeit so bekannt war, daß er es nicht für nötig hielt, seine Leser mit der Beschreibung der Pflanze zu behelligen. Auch Culpeper war sich des Nachteils – des Mundgeruchs nach dem Knoblauchgenuß – bewußt und hielt es für nötig, seinen Lesern zu raten, nach dem Knoblauch ein paar Kümmelsamen oder grüne Bohnen zu essen, um den unangenehmen Geruch zu beseitigen. Wir lesen, daß der Knoblauch im 17. Jahrhundert ganz ähnlich verwendet wurde wie von Ägyptern, Römern und Griechen.
Es wirkt befremdlich, wenn wir lesen, daß man meinte, ein Kraut wie der Knoblauch werde vom Planeten Mars regiert. Das ist eine Anspielung auf den alten, vermutlich in Babylonien entstandenen, aber von den Griechen weiterentwickelten Glauben, daß Sonne, Mond und die Planeten und Konstellationen des Tierkreises nicht nur die Menschen beherrschen, sondern auch die Pflanzen. Der Planet Mars, der Gott des Krieges, regierte die Pflanzen mit Dornen oder sehr strengem Geschmack (wie den Knoblauch). Sie wurden auch von dem Tierkreiszeichen des Widders regiert. Offenbar beruhte dieser Glaube nicht auf wissenschaftlichen Fakten. Selbst in Anbetracht dessen ist es immer wieder erstaunlich, daß die primitiven Ärzte jener Zeiten – wie auch immer sie die Methode des Knoblauchgebrauchs bestimmten oder von welchen Mysterien sein Gebrauch auch umgeben war – wußten, welche Kräuter man am besten wie verwendete.

Viele ähnliche Kräuterbücher wie das von Culpeper wurden pupliziert und in weiten Kreisen gelesen – der Ärzteschaft zum Tort, die eifersüchtig ihre Geheimnisse gehütet hatte, die jetzt jeder, der es verstand, nachlesen konnte. In all diesen Büchern standen Abschnitte über die mächtige Rolle des Knoblauchs in der Medizin.
Im »Herb Book« von John Lust findet sich eine Liste der vielen traditionellen Verwendungen und Eigenschaften des Knoblauchs. Er wird als Anthelmintikum, Antispasmodikum, Carminativum, Cholagogum, Digestivum, Diuretikum, Expektorantium und Febrifugium bezeichnet. (Diese und andere Fachausdrücke aus der Kräuterkunde werden im Anhang am Ende dieses Buches erläutert.)

Der Knoblauch und die Pest

Nicht nur in der englischen Tradition der Kräuterkunde nimmt der Knoblauch eine Sonderstellung ein. Auch in Frankreich, wo er als Nahrungsmittel so hoch geschätzt wird, gibt es ein paar Hinweise auf seine Verwendung als Heilmittel. Eine der berühmtesten Knoblauch-Legenden überhaupt handelt denn auch von der schrecklichen Pest, die im 18. Jahrhundert im Süden Frankreichs wütete. Tausende starben, und es wurde schwierig, jemanden zu finden, der bereit war, die Leichen zu begraben. Gegen die Zusage, daß sie die Opfer der Seuche beerdigen würden, ließ man vier zum Tode verurteilte Gefangene frei. Niemand konnte erklären, wie diese Diebe es schafften, gegen die Pest immun zu bleiben, obwohl sie ihr ständig ausgesetzt waren. Endlich enthüllten sie ihr Geheimnis: Sie tranken jeden Tag in Wein aufgelösten Knoblauch, um sich vor der Krankheit zu schützen. Diese Mixtur wurde als Vier-Diebe-Essig bekannt, und soweit ich weiß, wird sie heute noch getrunken.

Im Mittelalter gab es viele Seuchen, auch England blieb nicht davon verschont. In Chester gibt es ein Tudor-Haus, das während der Großen Pest von 1665 eine Familie beherbergte, die den Folgen der Seuche entging, obwohl um sie herum viele Tausende starben. Die Überlieferung behauptet, die Keller dieses Gebäudes seien voller Knoblauch gewesen, und das habe alle Hausbewohner vor der Pest geschützt, während die Nachbarn um sie herum dahinstarben.

Solche Geschichten sind in Europa gang und gäbe. Wieviel davon auf Tatsachen beruht und wieviel zu den Volksmythen gehört, werden wir nie erfahren. Wir wissen aber, daß man mit Knoblauch Friedhöfe desinfiziert hat, damit sich die Seuchen nicht ausbreiteten, und natürlich hilft uns unser heutiges Wissen, diejenigen Eigenschaften des Knoblauchs zu würdigen, die wahrscheinlich für diese Schutzwirkung verantwortlich waren.

Man glaubt, daß die Spanier den Knoblauch auf dem amerikanischen Kontinent eingeführt haben. Lloyd J. Harris berichtet uns in seinem Buch, »Nicht nur gegen Vampire«, daß der Knoblauch in der Gegend von Santa Fe benutzt wurde, um

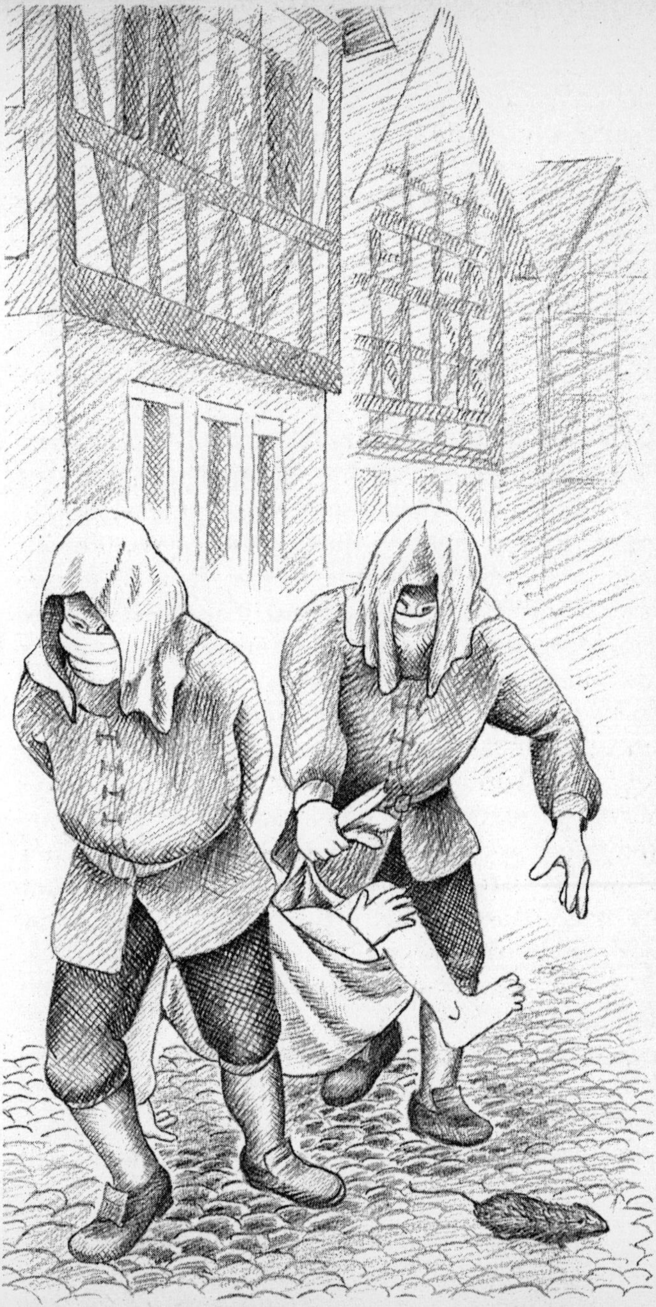

Pferde mit geschwollenem Hals und Hunde von Tollwut und Würmern zu kurieren. Man benutzte ihn auch gegen Leibschmerzen bei Menschen und zur Linderung von Blähungen. Bei den Indianern hatte die Kräutermedizin eine starke Tradition, man gebrauchte Knoblauch gegen Ohrenschmerzen, Magenbeschwerden, Fußverletzungen und Diphterie.

Moderne Ansätze

Die Wissenschaft machte Fortschritte, und es wurde möglich, synthetische Medikamente herzustellen, die allmählich die Kräuter ersetzten. Zu Anfang dieses Jahrhunderts war der Kräutergebrauch zurückgegangen, und nur noch wenige Leute übten den Beruf des Kräuterheilpraktikers aus. Während der letzten hundert Jahre ist der Knoblauch keine besonders populäre Arznei gewesen und wurde wohl kaum je von klassischen Medizinern verordnet. Glücklicherweise gibt es Anzeichen dafür, daß das Interesse an der Kräutermedizin wieder auflebt, und in Anbetracht der derzeitigen Forschungsarbeiten kehren immer mehr Leute zu diesen erprobten und zuverlässigen Heilmitteln ohne Nebenwirkungen zurück. Unter ihnen kommt keines dem Knoblauch gleich.
Heutzutage legen wir mehr Wert auf Präventivmedizin als unsere Vorfahren. Vielleicht mußten die damaligen Kräuterkenner den Knoblauch deswegen nicht als vorbeugendes Mittel empfehlen, weil

er bei den meisten Völkern ohnehin zur Kost gehörte.

Der regelmäßige Knoblauchgenuß aber trägt dazu bei, eine Menge Krankheiten, insbesondere die üblichen Winterbeschwerden wie Erkältungen und Grippe, zu verhüten. Seit fünfzig Jahren, seit den Studien des deutschen Arztes Johan Höfels, produziert man Knoblauch in Form von Gelatinekapseln. Diese Methode des Knoblauchverzehrs hat das Vorurteil vieler Leute gegen den Geruch und Geschmack der Pflanze überwunden. Die Kapseln enthalten reines Knoblauchöl, sind leicht zu schlucken und haben nicht den unangenehmen Geruch des rohen Knoblauchs.

Drittes Kapitel

Knoblauch in Küche und Garten

Der Knoblauch gehört zur selben Pflanzenfamilie wie die Zwiebel, aber obgleich in den meisten Küchengärten Zwiebeln, Porree, Schalotten und Schnittlauch wachsen, ist der Knoblauch längst nicht so beliebt. Dabei ist es nicht allzu schwierig, ihn anzubauen. Es lohnt sich, ein paar Knoblauchzehen zu setzen – einerseits, um stets frischen Knoblauch vorrätig zu haben, andererseits des allgemeinen Interesses und der Neuheit halber. Wie die Zwiebel ist der Knoblauch keine besonders dekorative Pflanze – ihr bester und wertvollster Teil wächst unter der Erde.

Selber Knoblauch ziehen

Knoblauch liebt leichte, sandige Böden, in denen das Wasser gut versickert, und hat eine lange Wachstumsperiode – idealerweise mit massenhaft Sonnenschein. Daher wäre es kein besonders praktikabler Vorschlag, ihn zu Verkaufszwecken anzubauen, aber für den Amateurgärtner ist er relativ einfach zu ziehen und erfordert nur wenig Erfahrung. Im warmen Klima Südeuropas wächst der

Knoblauch sehr problemlos und kann sehr billig angebaut werden. Das macht ihn für den professionellen Gemüsegärtner bei uns zu einem unwirtschaftlichen Gewächs.

Methode

Außer Knochenmehl braucht man keinen frischen Dünger. Der ideale Boden ist frei von Ton und bislang mit einem anderen Gewächs bepflanzt gewesen. Am besten und sichersten ist es, Knoblauch aus einer Zehe zu ziehen. Normale Knoblauchknollen bekommt man problemlos beim Gemüsehändler. Ziehen Sie die äußere Haut von der Knolle ab, um die kleinen Zehen freizulegen, und trennen sie die Zehen vorsichtig voneinander; achten Sie darauf, daß Sie sie nicht beschädigen, und stecken Sie sie in 1 cm tiefe Löcher. Lassen Sie zwischen den einzelnen Pflanzen 20 cm und zwischen den Reihen 30 cm Platz.

In wärmeren Gegenden kann man den Knoblauch im November anpflanzen, aber im größten Teil des Landes ist es besser, bis zum März zu warten. Gießen Sie bei trockener Witterung mindestens einmal pro Woche und sorgen Sie für gute Drainage. Ernten Sie die Knollen, wenn die Blätter vertrocknet und abgestorben sind. Es empfiehlt sich, die Stengel im Spätsommer nach unten zu biegen, um die Reifung zu beschleunigen, und natürlich sollte man die Pflanzen nicht zur Blüte kommen lassen.

Trocknen
Die geernteten Knollen sollte man vor direkter Sonneneinstrahlung geschützt trocknen lassen. Die beste Methode ist, die meisten Blätter zu entfernen und dann die Knollen gebündelt aufzuhängen. Man kann sie auch in Netzen oder alten Nylonstrümpfen lagern. Der getrocknete Knoblauch hält sich, bis er gebraucht wird. Gewöhnlich verwendet man nur die Zehen, aber wenn Sie Ihren eigenen Knoblauch ziehen, stellen ein paar frische grüne Blätter, fein gewiegt, eine hübsche Garnierung oder eine schmackhafte Bereicherung des Salates dar.
Der Knoblauch setzt seinen typischen Geruch erst dann frei, wenn er geschnitten oder zerdrückt wird. Daher muß man darauf achten, die Knollen sehr sanft zu behandeln, damit sie nicht beschädigt werden.

Knoblauch ziehen in der Wohnung
Wenn Sie keinen Garten haben, sollen Sie vielleicht dennoch versuchen, Knoblauch zu ziehen. Stekken Sie eine Zehe in einen Blumentopf mit fetter Blumenerde und stellen Sie ihn an eine kühle Stelle, nicht direkt in die Sonne, bis die Keimlinge sich zeigen – etwa nach zwei bis drei Wochen sollte es soweit sein. Wenn der Keimling 5 cm lang ist, stellen Sie den Topf auf die Fensterbank und gießen Sie ihn fleißig.

Organischer Gartenbau

Es gibt ein altes Gartenbauverfahren, das Biogärtner auf der ganzen Welt praktizieren und das darauf beruht, daß manche Pflanzen Schädlinge abschrecken, die von anderen angezogen werden. Daher werden die Pflanzen mit der abschreckenden Wirkung zwischen jene gepflanzt, die dem Ungezieferbefall ausgesetzt sind. Unter diesen Abwehrpflanzen ist der Knoblauch ein sehr effizientes Schädlingsbekämpfungsmittel. Er nimmt im Garten sehr wenig Platz ein, ist sehr wirksam und gleichzeitig leicht anzubauen, und er dient gleichermaßen medizinischen wie kulinarischen Zwecken. Er ist keine besonders dekorative Gartenpflanze, aber das wird den Gärtner, der entschlossen ist, Schädlinge ohne Chemikalien zu bekämpfen, nicht abhalten. Man weiß sehr wohl, daß viele Schädlinge gedeihen, wenn die Feldfrüchte – wie beim Ackerbau im großen Stil – nach Arten getrennt werden, und indem man Knoblauch zwischen die anfälligeren Gewächse pflanzt, kann man die Schädlinge wirkungsvoll bekämpfen, ohne sich mit künstlichen Mitteln behelfen zu müssen. Seit die frühesten Kulturen sich mit Akkerbau befassen, ist der Knoblauch als Pestizid bekannt; er verdirbt die anderen Pflanzen nicht, und am stärksten wirkt er in Verbindung mit Wurzelgemüse. Da sich der Knoblauchgeruch im wesentlichen auf die Knolle unter der Erde beschränkt, merkt man im Garten nichts davon.

Man kann Knoblauch unter die Obstbäume,

neben den Kohl und zwischen die Bohnen setzen. Eine Reihe Knoblauch zwischen den Bohnenreihen braucht nur sehr wenig Platz und kann eine Fülle von Schädlingen höchst wirksam fernhalten. Rosen, Tomaten, Kartoffeln und Erbsen sind oft sehr anfällig für die häufigsten Gartenschädlinge, und ein Großteil des Schadens durch Insektenbefall läßt sich verhindern, wenn Sie ein paar Knoblauchzehen zwischen Ihre Pflanzen setzen. Man kann auch die anderen Mitglieder der Knoblauchfamilie wie Schnittlauch, Porree und Schalotten einsetzen, aber sie sind nicht so effektiv. Mit ähnlich guten Resultaten kann man den Knoblauch auch unter Obststräucher, z. B. Stachelbeeren, pflanzen.

Knoblauch als Insektizid

Nicht nur die Knoblauchpflanze taugt als Insektizid, sondern auch das aus Knoblauch hergestellte Spray, das sich bei fast allen Gewächsen anwenden läßt. Eine einfache Methode besteht darin, zerquetschte Knoblauchzehen in großen Wasserkübeln anzusetzen und dann die gefährdeten Pflanzen damit zu besprengen. David Greenstock, ein Mitarbeiter der Henry Doubleday Research Association, einer bei Biogärtnern bekannten Organisation, nennt ein Rezept zum Selbermachen. Man muß dazu etwa 75 g gewiegte Knoblauchzehen circa 24 Stunden lang in etwa 50 ml Steinöl (d.i. flüssiges Paraffin) ansetzen. Die Masse wird dann langsam mit 1/2 l Wasser vermischt, in dem man

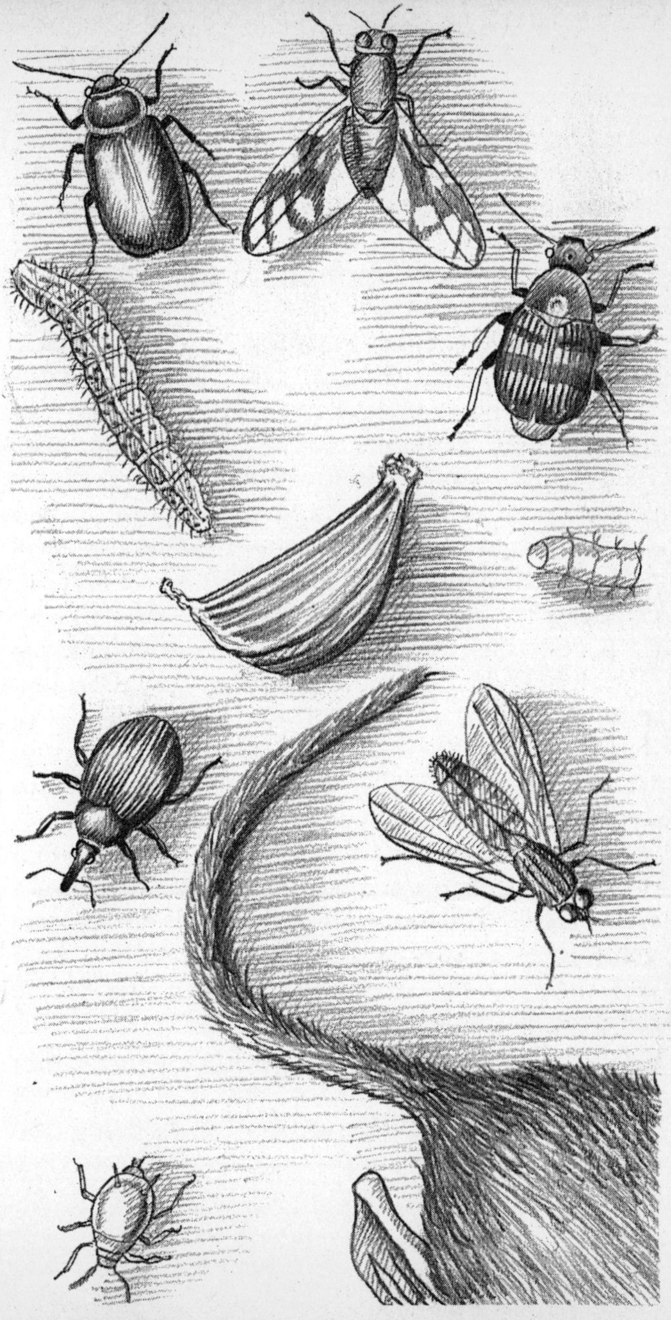

20 g Seife aufgelöst hat. Gut umrühren und durch Musselin oder einen alten Nylonstrumpf streichen, dann in einem Ton- oder Glasbehälter (nicht in Metall) lagern. Die Lösung kann mit Wasser im Verhältnis 1:20 bis 1:100 verdünnt werden. Sie steht im Ruf, gegen die wichtigsten Gartenschädlinge zu wirken.
Anfang der 70er Jahre erschienen in der amerikanischen Presse Berichte über die Wirksamkeit des Knoblauchs als Pestizid. Forscher der University of California berichteten, daß bereits niedrige Konzentrationen eines primitiven Knoblauchextrakts mindestens fünf Arten von Mückenlarven abtöten konnten. Weitere Experimente mit einem stärker raffinierten Extrakt ergaben noch bessere Resultate. Die Mücke befällt nicht nur Pflanzen, sondern überträgt auch gefährliche Krankheiten wie Gelbfieber, Malaria und Enzephalitis. Die herkömmliche Bekämpfungsmethode bestand darin, die Felder mit einem starken Pestizid wie DDT zu besprühen. Ich glaube, daß DDT mittlerweile in den meisten Ländern verboten ist, weil es nicht nur Insekten tötet, sondern auch Menschen schweren gesundheitlichen Schaden zufügt. Wieviel sicherer für das menschliche Leben und die Umwelt überhaupt wäre es gewesen, wenn man sich statt dessen eines natürlichen Pestizids wie Knoblauch bedient hätte. Es ist heute noch vielleicht unrealistisch zu erwarten, daß man für den Ackerbau je so eine einfache Lösung übernehmen wird, wie Knoblauch massenweise anzubauen und anzuwenden. Aber das hindert den Amateurgärt-

ner nicht daran, sich dieser sicheren und wirkungsvollen Methode zu bedienen.
Eine weitere interessante Tatsache ist, daß Insektizide viele harmlose Insekten töten, die neben dem Ungeziefer leben, Knoblauch aber nicht. Viele Insekten spielen eine unersetzliche Rolle im natürlichen Kreislauf des Lebens auf unserem Planeten, insbesondere für das Wachstum gesunder Feldfrüchte. Die Verwendung des Knoblauchs ist allen zu empfehlen, die sich um ihre Umwelt sorgen und einer natürlichen Lebensweise folgen wollen. Man hat bewiesen, daß Knoblauchlösungen eine breite Vielfalt von Schädlingen effizient bekämpfen, darunter die bereits erwähnten Mückenarten, außerdem Zwiebelfliegen, Larven, Raupen des Kohlweißlings, Rüsselkäfer, Küchenschaben und viele andere verbreitete Schädlinge.

Kochen mit Knoblauch

Es überrascht bestimmt niemanden, daß die kulinarische Geschichte dieses unglaublichen Gewächses fast so alt und fast so gut dokumentiert ist wie seine medizinische. Es wird in der chinesischen Literatur schon vor 2500 Jahren erwähnt und wurde im ganzen Orient und Mittleren Osten verwendet. In den Ländern um die Ostsee und das Mittelmeer hat der Knoblauchgebrauch in der Küche eine lange Tradition. Diese Tradition hat natürlich bis in unsere Zeit überdauert, und in allen Kulturen der Welt findet sich Knoblauch in vielen traditionellen Rezepten. Manche Nationen sind berühmt für ihre Kochkünste. Die Franzosen und die Chinesen werden für die Meister der Kunst gehalten, appetitliche Gerichte von delikatem Aroma und köstlichem Geschmack zuzubereiten. Es ist kein Zufall, daß der Knoblauch von französischen und chinesischen Meisterköchen zur Bereitung einiger ihrer großartigsten Gerichte herangezogen wird. Natürlich kann der Knoblauch, weil er so scharf ist, den Geschmack einer Speise völlig beherrschen, wenn er nicht sehr vorsichtig verwendet wird. Die Kunst beim Kochen mit Knoblauch besteht darin, genau so viel zu verwenden, daß das Aroma das Gericht appetitlicher und delikater macht, ohne den Geschmack der anderen Zutaten zu überdecken.

Einwände

Der Knoblauch verdient bestimmt nicht den Ruf des Unappetitlichen, den er sich in Deutschland, England und Amerika erworben hat. Viele, die gegen die Verwendung von Knoblauch in der Küche protestieren, handeln eher aufgrund eines Vorurteils als aus ihrer Erfahrung. Sie glauben, er würde ihnen Mundgeruch bereiten und die ganze Mahlzeit verderben. Manche meinen sogar, weil Knoblauch ein scharfes und feuriges Gewürz ist, sei er schwer verdaulich. Aber Knoblauch ist ein sehr wertvolles Nahrungsmittel, das dazu beiträgt, die Verdauungsprozesse zu fördern.
Ohne nun allerdings den Wert des Knoblauchs als Zutat in irgendeiner Weise schmälern zu wollen, muß man doch fairerweise bezweifeln, ob die mei-

sten von uns bereit wären, regelmäßig genug Knoblauch für die medizinischen Zwecke zu essen, für die der Knoblauch verwendet wird. Damit er als Arznei wirkt, ist eine regelmäßige und tägliche Dosierung erforderlich. Unter diesem Aspekt ist die Einnahme von Knoblauchkapseln als Ergänzungspräparat oder als Therapie die leichteste und bequemste Methode. Die Kapseln sind einfach zu schlucken, und weil sie sich erst im Dünndarm auflösen, ist die Wirkung auf den Atem minimal. Außerdem ist es mit dieser Methode viel einfacher, die richtige Dosierung des ätherischen Öls sicherzustellen. Glücklicherweise wird das Knoblauchöl, das die heilkräftigen medizinischen Eigenschaften besitzt, durch Hitze nicht zerstört, so daß man den Knoblauch zum Kochen verwenden kann, ohne seine medizinischen Vorzüge zu verlieren. Aber wie gesagt ist es viel einfacher, die richtige Tagesdosis mit Kapseln zu erzielen.
Auf die Köchin und diejenigen, die von ihrer Arbeit profitieren, warten viele Überraschungen, wenn sie beginnen, mit Knoblauch zu experimentieren. Diese Schrift soll kein Kochbuch sein, aber jede Einführung zum Thema Knoblauch wäre unvollständig ohne ein paar Worte zu seiner Verwendung in der Küche. Außerdem sind ein paar traditionelle Rezepte aufgeführt, derer man sich in der ganzen Welt bedient.

Der Geruch

Bevor wir anfangen, mit Knoblauch zu kochen, noch ein Wort zu seinem Geruch. Vorausgesetzt, daß Sie den Geschmack mögen, gibt es ein paar Tips, die dazu beitragen, das Aroma ein wenig zu mildern. Der bekannteste ist, bei der Zubereitung eines Gerichtes mit Knoblauch auch Petersilie – entweder als Garnierung oder als Zutat – hinzuzugeben. Petersilie ist reich an Chlorophyll, dem Deodorant und Atemspray der Natur, und es trägt dazu bei, Mundgeruch zu beseitigen. Ein weiteres Mittel gegen den Knoblauchgeruch ist Milch, und noch ein weiteres, Wasser mit Honig und einem Teelöffel Zitronensaft zu trinken. Ich erwähne diese Tips für den Knoblauchneuling: diejenigen, die ihn bereits kennen und sein Aroma schätzen, werden selbst herausgefunden haben, daß die Befürchtungen der Uneingeweihten bald zerstreut sind. Wenn Sie das Knoblaucharoma allmählich zu schätzen beginnen, wird das Geruchsproblem hoffentlich nicht solch eine Bedeutung erlangen wie bei der ersten Begegnung mit diesem Gewürz. Das Geheimnis liegt in der sorgfältigen Zubereitung und schonenden Behandlung.

Die Annäherung an den Knoblauch

Fast jedes Buch, das den Leser mit dem Kochen mit Knoblauch vertraut macht, beginnt mit der Grundmethode, dem ersten Schritt auf dem Weg zur Knoblauchgewöhnung. Man schneide eine Knoblauchzehe entzwei und reibe die Salatschüssel, den Kochtopf oder das Behältnis, in dem das Gericht zubereitet wird, damit aus. So überträgt sich eine Spur des Knoblaucharomas auf den Salat oder die Speise, und weil diese Art der Annähe-

rung so behutsam ist, finden die meisten Leute sie völlig akzeptabel. Natürlich werden Sie im Zuge Ihrer Experimente immer mehr Knoblauch hinzugeben wollen, während Sie und Ihre Familie sich an den Geschmack gewöhnen.
Es gibt enorm viele Methoden der Knoblauchverwendung: man kann ihn zerquetschen, in Scheiben oder Würfel schneiden, wiegen oder im ganzen lassen. Man kann ihn kochen, braten, grillen oder roh essen. Wir haben in diesem Buch bereits gelesen, daß der Knoblauchgeruch durch einen enzymatischen Vorgang verursacht wird, der nur stattfindet, wenn die Zehe aufgeschnitten oder zerquetscht wird, und daher hat Knoblauch ein sehr mildes Aroma, wenn er im ganzen gekocht wird. Um ganze Knoblauchzehen zuzubereiten, muß man die äußere Schale vorsichtig abziehen. Eine beliebte Art des Knoblauchgenusses besteht darin, ihn in dünne Scheiben zu schneiden und dann in Speiseöl goldbraun zu rösten und zu servieren wie gebratene Zwiebelringe.
Im Feinkostgeschäft und im Reformhaus erhalten Sie kleine Döschen mit Knoblauchpulver, das man einer Reihe Gerichte wie Suppen und Eintöpfen hinzugeben kann, genau wie jedes andere Gewürz. Das Pulver läßt sich auch mit Tafelsalz vermischen, dann würzt man damit wie gewohnt. Die meisten Suppen werden besser, wenn man eine Knoblauchzehe fein wiegt und mit den anderen Zutaten in den Topf gibt. Wie bei jeder Methode, Knoblauch einzuführen, ist es besser, mit einem Quentchen zu beginnen und allmählich, während

man auf den Geschmack kommt, die Menge zu steigern. Im allgemeinen kann man sagen: Je rauher Sie Ihren Knoblauch behandeln, desto stärker ist sein Aroma. Und umgekehrt gilt: Wenn Sie ihn sanft behandeln, werden Geschmack und Aroma delikater sein.
Hier folgen ein paar traditionelle Knoblauchrezepte aus verschiedenen Ländern: vielleicht möchten Sie sie einmal ausprobieren. Ihr Lieblingskochbuch enthält fast mit Sicherheit noch weitere Rezepte mit Knoblauch. Die Methode und Mengen, die am besten zu Ihrem Geschmack passen, finden Sie durchs Ausprobieren heraus.

Rezepte

Gemüsesuppe
850 ml Brühe
2 mittelgroße Karotten
1 Zwiebel
1 Rübe
1 große Tomate
1 große Kartoffel
3 Knoblauchzehen
Sellerie
Salz und Pfeffer
Die Brühe in einen großen Topf füllen. Rübe, Karotten, Kartoffel und Sellerie reiben, die geschälte Tomate in Scheiben schneiden und die Zwiebel und den Knoblauch sehr fein wiegen. Das ganze Gemüse in den Topf geben. Aufkochen und zwei

oder drei Minuten kochen lassen, dabei den Schaum abschöpfen. Zudecken und zwei Stunden köcheln lassen. Abschmecken.

Pilzsalat
250 g Pilze
1 Knoblauchzehe
Zitronensaft
Speiseöl (Oliven- oder Sonnenblumenöl)
Petersilie
Salz und Pfeffer
Die Pilze waschen und säubern, in sehr dünne Scheiben schneiden. Die Knoblauchzehe aufschneiden und eine Salatschüssel damit ausreiben. Den Knoblauch wegwerfen: er hat sein Aroma bereits auf die Schüssel übertragen. Die Pilze in die Schüssel geben und mit 3 bis 4 Teelöffeln Öl und dem Saft einer halben Zitrone begießen. Leicht mit Salz und Pfeffer würzen und mit Petersilie bestreuen. Reicht für 4 Personen. Zu grünem Salat, kaltem Braten oder als Vorspeise servieren.

Knoblauchbutter
Diese traditionelle französische Methode, Butter mit Knoblauch zu versetzen, besteht darin, die Knoblauchzehen zu schälen und sehr fein zu wiegen. Dann werden sie mit der Butter vermengt. Eine kleine Zehe auf 200 g Butter ist am Anfang wahrscheinlich genug, aber wenn Sie auf den Geschmack kommen, werden Sie vermutlich mehr hinzugeben.

Kräuterbrot
Knoblauchbutter wie oben beschrieben zubereiten. Ein Baguette aufschneiden und beide Hälften mit der Knoblauchbutter bestreichen, dazu eine Prise Kräuter auf jede Hälfte. Die Hälften wieder zusammenfügen und mit Aluminiumfolie umwickeln. Bei 215 °C (Gas Stufe 7) in den Ofen schieben und 30 Minuten backen. Warm zur Suppe servieren. Alternativ dazu kann man heißes Toastbrot mit Knoblauchbutter bestreichen.

Lammbraten auf Mittelmeer-Art
Lammschulter
3 Knoblauchzehen
3 Stengel frischen Rosmarin oder getrocknete Rosmarinblätter
Pflanzenöl
175 g Brühe
Salz und Pfeffer
Die Schulter an sechs Stellen mit einem scharfen Messer tief einschneiden. Den Knoblauch schälen und in Hälften schneiden. In jeden Einschnitt ein Stück Knoblauch und ein Stück Rosmarin stecken. Das Fleisch mit Öl und Gewürzen einpinseln. Die Schulter in Alufolie wickeln, in eine feuerfeste Form setzen, 30 Minuten pro Pfund Fleisch und weitere 30 Minuten Garzeit veranschlagen und bei 190 °C (Gasherd Stufe 5) im Backrohr die halbe Garzeit backen lassen. Die Folie abwickeln und weiter braten, damit das Fleisch bräunt. 15 Minuten vor Ende der Garzeit mit der Brühe begießen. Mit der Brühe eine Bratensoße zubereiten.

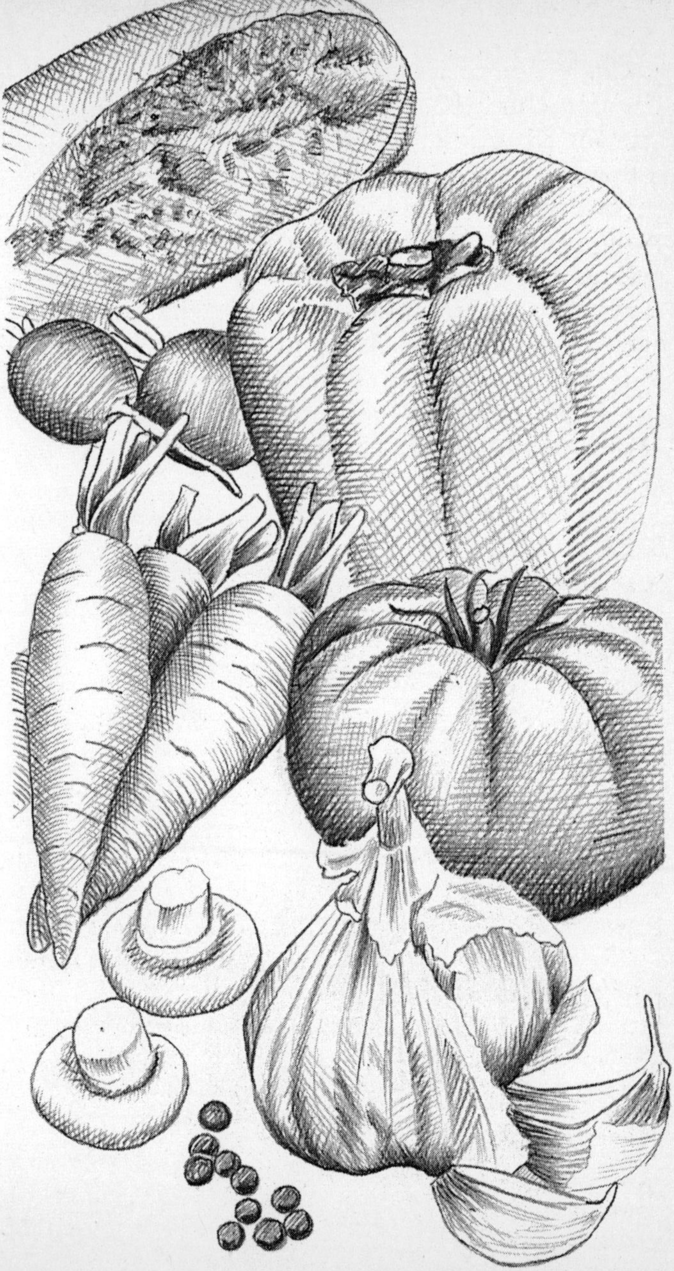

Aioli-Sauce (eine traditionelle Knoblauch-Sauce aus der Provence)
4 große Knoblauchzehen
1 Eigelb
1 Tasse Salatöl
Salz
Den Knoblauch schälen und fein wiegen. In einen Teller geben und zusammen mit dem Eigelb zerstoßen – wenn möglich mit einem Stößel, andernfalls mit einem schweren Messergriff. Wenn er gründlich zerquetscht ist, mit Salz abschmecken. Dann tropfenweise Öl zugeben und dabei weiterrühren.
Aioli-Sauce verwendet man genauso wie Mayonnaise.

Viertes Kapitel

Kräuter als moderne Heilmittel

Wir haben in den vorangegangenen Kapiteln gelesen, daß der Knoblauch seit Anbeginn der frühesten Kulturen auf eine lange, ehrwürdige Geschichte zurückblickt. Ohne Zweifel können wir aus den geschichtlichen Hintergründen eine Menge über diese Arzneipflanze lernen, aber obwohl auch das sehr wichtig ist, wäre es falsch, beim Leser den Eindruck zu erwecken, der Knoblauch sei lediglich ein altmodisches Mittelchen. Es gibt heute eine starke Kräuterkenner-Bewegung, die von den modernen Forschungsinstituten unterstützt wird und im Falle des Knoblauchs dazu geführt hat, daß das Interesse an ihm wieder auflebte und seine medizinischen Eigenschaften weiterhin und immer stärker genutzt werden. In der ganzen östlichen Welt, insbesondere auf dem indischen Subkontinent, wird der Knoblauch so eifrig benutzt wie eh und je, aber nirgendwo trifft das mehr zu als in China. Die chinesische Kräutermedizin macht exzessiven Gebrauch von vielen traditionellen Kräutern, und wenn man Knoblauch in seiner Küche hat, besitzt man den chinesischen Kräuterkundigen zufolge ein Gewächs, das einem

Allheilmittel sehr nahe kommt. Eine Fülle von Erkrankungen läßt sich damit behandeln, darunter Asthma, Bronchitis, Erkältungen, Durchfall, Würmer, Abszesse und noch viel mehr. Man behauptet, daß Knoblauch als Antibiotikum und ohne Nebenwirkungen gegen viele verschiedene Bakterien wirkt und daß er zudem viele weitere Vorzüge besitzt, die ihn zu einer hervorragenden Arznei gegen viele Beschwerden machen.

Atemwegsprobleme

Die chinesische Kräutermedizin enthält zahlreiche Hinweise auf Therapien bei Erkältungen, Husten, Asthma, Bronchitis und anderen Erkrankungen der Atemwege. Hier finden sich Rezepte für eine Mixtur aus Knoblauchsaft und Honig oder einen anderen, stärkeren Knoblauchsirup, der bei Erkältungen, Husten, Halsschmerzen, Heiserkeit, Stimmverlust, Asthma und Bronchitis empfohlen wird. In seinem faszinierenden Buch »Secrets of the Chinese Herbalists« (Geheimnisse der chinesischen Kräuterkundigen) gibt Richard Lucas ein Rezept für einen Knoblauchsirup an, der hergestellt wird, indem man 1/2 l kochendes Wasser über 50 g feingehackten Knoblauch gießt und es 10 Stunden in einem geschlossenen Behältnis stehenläßt. Dann wird es durch ein Sieb geschlagen und ein Eßlöffel Essig dazugegeben; dann vermengt man diese Mischung mit so viel Honig, daß sich Sirup bildet. Dieser Sirup wirkt bei Beschwerden wie trockenem, bellendem Husten und chro-

nischer Bronchitis angeblich als hustenlösendes Mittel.
Gehackter Knoblauch in kochendem Wasser mit einem Schuß Essig ist außerdem ein vorzügliches Inhalationsmittel. Man mischt es in einer Schüssel an, bedeckt seinen Kopf mit einem Handtuch und atmet die Dämpfe ein, um die verstopfte Nase frei zu bekommen.
Wie gesagt diente Knoblauch im Mittelalter in Europa als eines der wirksamsten bekannten Präventivmittel gegen die verschiedenen Seuchen, die ganze Landstriche verwüsteten. Die chinesischen Heilkundigen glaubten ebenfalls fest an die vorbeugende Kraft des Knoblauchs. Im chinesischen Schrifttum gibt es außerdem eine Menge Belege für die Verwendung von Knoblauch bei der Tuberkulosebehandlung. Obwohl diese Krankheit so gefährlich ist, daß es unerläßlich ist, die Therapie unter Kontrolle eines erfahrenen Arztes durchzuführen, ist es immerhin interessant, daß es Gründe zur Annahme gibt, daß Knoblauch selbst bei einer so ernsten Erkrankung von Nutzen sein kann.

Darmverstimmungen

Die Chinesen verwenden den Knoblauch auch zur Behandlung vieler Darmbeschwerden. Probleme wie Kolitis, Durchfall, Ruhr und viele andere Leiden des Darmtraktes lassen sich mit Knoblauch sicher und erfolgreich behandeln; man kann sowohl die frischen Knoblauchzehen wie auch

Knoblauchkapseln verwenden. Dreimal täglich je eine Knoblauchkapsel reicht gewöhnlich aus, um leichten Durchfall oder Ruhr zu heilen, und bei hartnäckigeren Fällen kann man bis zu sechs Kapseln pro Tag nehmen. Knoblauch hat die Fähigkeit, die schädlichen Bakterien im Darm zu töten, ohne die Organismen zu beeinträchtigen, die die Verdauung fördern. Tatsächlich glauben viele, daß er eine positive Wirkung auf die Darmbakterien hat.

Während die nützlichen Darmbakterien bei der Verdauung der Nahrungsmittel mitwirken und eine wichtige Rolle bei der Produktion einiger B Vitamine spielen, haben die schädlichen Bakterien eine toxische Wirkung, aus der eine Fäulnis resultiert, die Durchfall, Ruhr und andere Darmleiden verursachen kann. Experimente haben sehr deutlich gezeigt, daß Knoblauch das Gedeihen der gutartigen Bakterien ohne Nebenwirkungen unterstützt, während er die schädlichen abtöten kann. So hat die moderne Forschung die Erkenntnisse der chinesischen Kräuterkundigen bestätigt.

Ein Gesundheitsrisiko, das vielen Mitteleuropäern bei Geschäfts- oder Ferienreisen ins Ausland begegnet, besteht darin, daß Klima-, Ernährungs- und Trinkwasserumstellung oft zu Magen-Darm-Störungen führen, die Übelkeit oder Durchfall hervorrufen. Viele dieser Beschwerden lassen sich verhindern, indem man zwei Wochen vor und während des Auslandsaufenthalts regelmäßig Knoblauchkapseln einnimmt. Zwei Kapseln pro Tag sollten genügen.

Einige weitere Verwendungsmöglichkeiten

Die Chinesen benutzen den Knoblauch auch zur Behandlung von Bluthochdruck und Herzleiden. Das wird in einem späteren Kapitel abgehandelt. Sie behaupten auch, daß Knoblauch bei bestimmten Frauenleiden, insbesondere Menstruationskrämpfen, hilft. In dem schon erwähnten »Secrets of the Chinese Herbalists« wird von einer Frau berichtet, die während der ersten beiden Tage ihrer Periode immer starke Menstruationsschmerzen hatte. Sie behauptet, seit sie angefangen habe, Knoblauchpillen zu nehmen, seien die Schmerzen zu einer kleineren Unannehmlichkeit geworden. Diese Patientin nahm während der Menstruation täglich vier bis fünf Pillen und an den anderen Tagen zwei bis drei.

Nicht nur in China und im Orient ist der Knoblauchgebrauch verbreitet. In Nordamerika und Europa nimmt der Knoblauchkonsum zu, und mit den Fortschritten der Forschung stehen fundiertere Erklärungen für die alten Aberglauben und mehr Erfahrungen aus der Kräuterkunde zur Verfügung, so daß viele Skeptiker überzeugt wurden, daß es sich tatsächlich um eine wertvolle Arznei handelt.

Die russischen Wissenschaftler nehmen den Knoblauch denn auch sehr ernst und verwenden ihn in vielen Fällen als Alternative zum Penicillin. So sehr glauben sie an den Knoblauch, daß man ihn oft als »Russisches Penicillin« bezeichnet. Seine Wirksamkeit bei einer Vielfalt von Leiden ist aus den folgenden Berichten zu ersehen, die von praktizierenden Kräuter-Heilpraktikern und Reformhausbesitzern stammen. Es handelt sich nicht um wissenschaftliche Berichte, aber um ehrliche und überzeugte Ansichten von Leuten, die Knoblauch empfohlen haben und Resultate beobachten konnten, die sie von seinem Wert überzeugt haben.

Einige bekannte wohltuende Eigenschaften

Einer der angesehensten Männer in der Kräuterheilkunde des modernen England ist Professor Shellard, der viele Jahre am Chelsea College in London Vorlesungen über Kräutermedizin gehalten hat. Kürzlich erzählte er mir eine Geschichte, die er angeblich seinen Studenten vorzutragen pflegte. Er stellte ihnen folgende hypothetische Frage: »Welche drei Dinge würden Sie mitnehmen wollen, wenn Sie auf einer einsamen Insel stranden würden?« Er selbst hatte sich für Opium, Knoblauch und Rhabarber entschieden. Ich weiß nicht, wie ernst es ihm mit Opium und Rhabarber war, aber als er über den Knoblauch sprach, war er sehr überzeugend.
Professor Shellard erzählte mir auch von seinen eigenen Erfahrungen mit den antibakteriellen Eigenschaften des Knoblauchs und davon, wie nützlich ihn sein breites Wirkungsspektrum für die Krankheitsbehandlung macht. Während eines

Polen-Aufenthaltes zog Shellard sich eine bakterielle Infektion zu, die seinen Darm angriff, und dem Knoblauch gelang es, sie niederzukämpfen, als alle anderen Methoden versagt hatten. Shellard berichtete mir außerdem, daß er gegen Husten immer ein Mittel nimmt, das Knoblauch enthält.

Ich bin Mr. T.G. Nordal, einem Mitglied des National Institute of Herbalists, der englischen Vereinigung der Kräuterheilkundigen, der eine Praxis in West-London betreibt, für die Erlaubnis verpflichtet, folgende Passage aus einem Brief zitieren zu dürfen:

»Seit Jahrtausenden bedient man sich des Knoblauchs, und kürzlich erst schrieb ein Arzt in der medizinischen Fachpresse, er habe die vorzüglichen Eigenschaften des Knoblauchs ›entdeckt‹!

In meiner Praxis verwende ich Knoblauchöl wegen seiner vielen Eigenschaften, darunter seiner antiseptischen Qualitäten und wegen seiner Wirkung als Anti-Bakteriostatikum, Expectorantium, Diureticum, Diaphoreticum und als Entschlackungsmittel.

Die meisten meiner Familienmitglieder sind Ärzte oder Tierärzte, und ich gehöre wahrscheinlich zur ersten Generation der ›Kräuterheilpraktiker‹. Es ist interessant festzustellen, daß die anderen Ärzte in unserer Familie ebenfalls sehr kräuterorientiert sind. Knoblauchöl wird in meiner Praxis unterstützend zur Vorbeugung gegen Winterschnupfen und Grippe, aber auch gegen Lungenleiden verwendet. Ich trete dafür ein, von Oktober bis März Knoblauchölkapseln einzunehmen, da man feststellen kann, daß die Patienten dann von Erkältungen verschont bleiben; und wenn man eine Erkältung bekommt, ergibt sich daraus in der Regel nur eine kleinere Unpäßlichkeit. Daher ist es ein gutes Vorbeugemittel für den Winter.

Bei der Behandlung der Lungen hat es viel zu bieten, insbesondere bei Fällen von Hämoptysis und Lungentuberkulose. Es hilft, den Husten zu lindern und die Schleimhäute zu beruhigen. Es senkt das Fieber und ist bei Asthma, Bronchitis und Katarrh von Nutzen.
Ein sehr wertvolles Medikament zur Behandlung von Kreislaufproblemen, Herz und Leber, aber auch für Arterien, Kapillargefäße und Venen. Ideal für den Verdauungsprozeß und das Ausscheiden toxischer Produkte aus dem Stoffwechsel. Die Darmschleimhaut wird angeregt und die Peristaltik unterstützt. Oft stillt es die Schmerzen bei geschwollenen Brüsten.«

Mr. Nordal beschließt seine sehr umfassende Liste der Krankheiten, die auf Knoblauch ansprechen, mit der Bemerkung, daß eine Knoblauchkapsel 1001 Nutzen hat. Sein Brief ist bestimmt ein eindrucksvolles Zeugnis für die breite Vielfalt von Problemen, die von den Kräuterkundigen mit Knoblauch sicher behandelt werden.
Auch die Behauptung, daß Knoblauch ein erstklassiges Vorbeugemittel gegen winterliche Beschwerden sei, ist interessant. Sehr viele Leute nehmen das ganze Jahr über regelmäßig Knoblauchkapseln, insbesondere aber während der Wintermonate, wenn so viele Infektionen »in der Luft liegen«. In der Medizin ist Vorbeugen immer besser als Heilen, und es gibt viele dokumentierte Fallbeschreibungen, bei denen die vorbeugenden Wirkungen einer Knoblauchkapseln-Kur den Patienten geholfen haben, den im Winter häufigen Beschwerden zu entgehen.
Miss E. Uttley, die das Reformhaus in Scarborough führt, berichtet von einem Herrn, der seit

vielen Jahren an Bronchitis litt und – bereits in den Sechzigern – begann, regelmäßig Knoblauchpillen zu nehmen. Er gibt an, nichts habe ihm bislang so sehr geholfen. Als er begonnen habe, regelmäßig Knoblauch zu nehmen, sei eine wunderbare Besserung eingetreten.

Miss Uttley erzählt ferner von einer Dame, die sich regelmäßig im Krankenhaus auf hohen Blutdruck untersuchen ließ. Sie begann, Knoblauchpillen gegen ihren Schnupfen zu nehmen, der viel besser wurde. Sie bemerkte auch, daß ihr Blutdruck, obwohl sie keine Arznei außer der ihr bereits zuvor verordneten nahm, sank und während dieser Zeit niedrig blieb.

Aus Llanelli in Wales schreibt uns Mrs. F.G. Bennett von Jelf's Health and Herbal Stores von zwei Fällen. Die erste Patientin, eine Dame von zweiundachtzig Jahren, entging einer Bronchitis, indem sie von September bis Mai Knoblauchpillen nahm. Der zweite Fall war ein übergewichtiges Ehepaar, das gegen Brustbeschwerden Knoblauch nahm, und während der Behandlung nahmen beide 6 kg ab. Mrs. Bennett berichtet, daß in ihrer Heimat, in West-Wales, Knoblauch vor allem gegen Schnupfen und Lungenleiden genommen wird.

In Schottland behauptet Mr. Anderson vom Reformhaus in Dunfermline, daß er seit jeher Knoblauch gegen Bronchien- und Atemwegsbeschwerden empfiehlt. Weiterhin führt er aus, daß er die Kunden, die wiederkommen, fragt, wie sie die Kur fanden und ob sie ihnen noch anderweitig wohlgetan hat. Wie ihm die Leute sagten, hat ihnen Knoblauch bei folgenden Beschwerden geholfen: Ekzeme, Bluthochdruck, Arthritis, Katarrh und Kreislaufprobleme. All diese Leiden wurden durch die regelmäßige Einnahme von Knoblauchpillen völlig behoben oder der Zustand besserte sich erheblich.

Dr. Moyhudin, der in Zusammenarbeit mit Reformhäusern in Bolton, Bury, Burnley und Oldham in Lancashire eine erfolgreiche Beratungspraxis betreibt, empfiehlt Knoblauch auch bei Erkältungen und Nebenhöhlenkatarrh. Außerdem verschreibt er ihn zusammen mit anderen Mitteln gegen Bluthochdruck und tritt wegen seiner antibakteriellen Eigenschaft für die innerliche Anwendung zur Behandlung von Akne und Furunkeln ein.

Mr. Ernest Winterbottom, der Geschäftsführer der Wessex Healthy Living Foundation in Bournemouth, schreibt, daß er seit vielen Jahren von der Verwendung von Koblauchöl zur Behandlung von Rheuma und Katarrh weiß. Er berichtet von einer Erfahrung damit in seiner Familie: Nachdem sein Patensohn viele Monate vergeblich vom Arzt mit allerlei Pillen behandelt worden war, wurde er binnen zehn Tagen von Würmern befreit. Er nahm Knoblauchkapseln, die er vor dem Frühstück mit heißem Tee herunterspülte, und bald waren die Würmer ausgerottet.

Mr. Winterbottom erzählt noch von einem weiteren bemerkenswerten Fall:

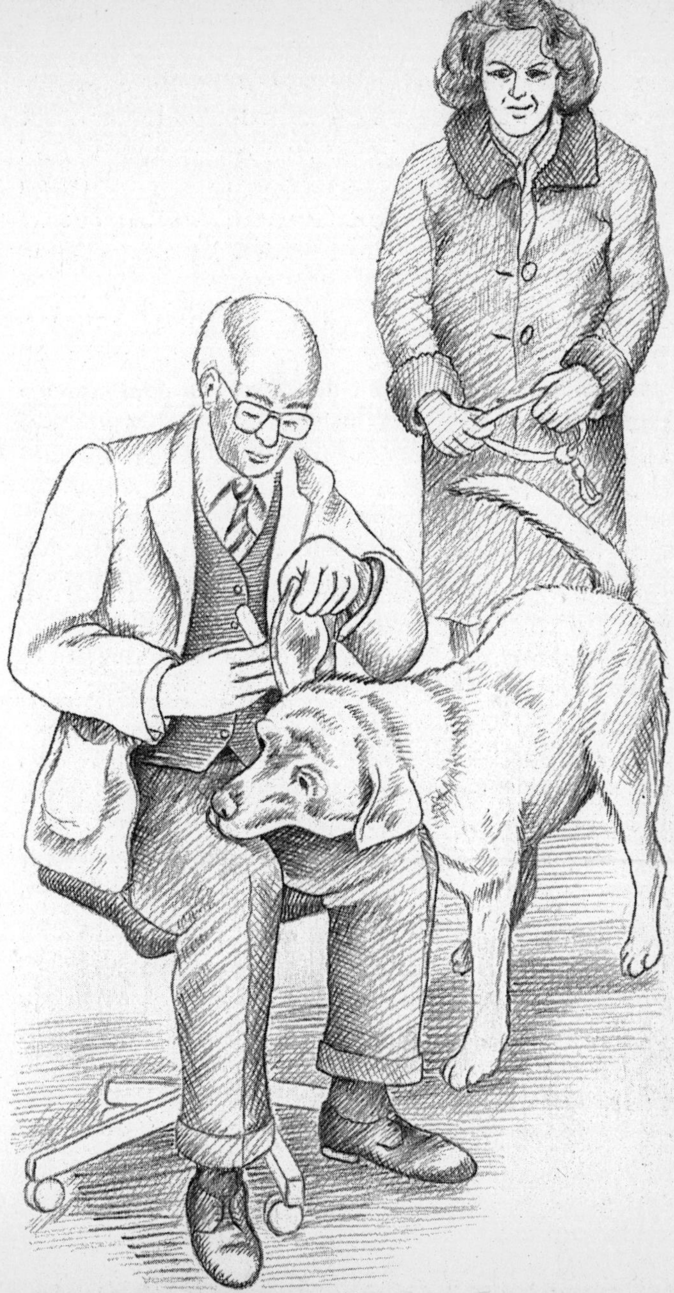

»Eine Dame brachte mir einen sehr alten Hund mit Ohrenkrebs. Die sandfarbene Labradorhündin, die schon viele hundert Pfund für wohltätige Zwecke eingebracht hatte, war in einem jämmerlichen Zustand, und aus dem linken Ohr lief ihr schwarzer Schleim. Ich löste den Inhalt von zwei Knoblauchkapseln in einem Eßlöffel Sonnenblumenöl und säuberte damit vorsichtig das Ohr. Danach stach ich noch eine Kapsel auf und träufelte den Inhalt tropfenweise so tief ins Ohr hinein, wie ich konnte.
Die Besitzerin brachte das Tier in der folgenden Woche für eine weitere Behandlung wieder. Die Hündin kam von selbst herein und legte mir den Kopf mit dem kranken Ohr nach oben aufs Knie. Sie mußte kein drittes Mal wiederkommen, denn die Krankheit war völlig besiegt.«

Aus Nordirland berichtet Mr. J. Morrison aus Belfast ebenfalls vom Nutzen des Knoblauchs bei Nasen- und Bronchialkatarrh und bei der Rheumatherapie. Er erwähnt auch eine zuträgliche Wirkung auf das Cholesterin (dieses Thema wird weiter hinten behandelt).
Weitere Berichte über die erfolgreiche Verwendung und den vielfältigen Nutzen des Knoblauchs findet man in Gesundheitsmagazinen. Leon Chaitow, ein Naturarzt, schreibt im Januarheft 1980 der Zeitschrift »Here's Health«: »Für die Verwendung von Knoblauch tritt man seit langem ein, weil er sowohl bei akuten wie auch bei chronischen Katarrhepisoden wertvoll ist.« Im folgenden beschreibt er die antibiotischen Eigenschaften des Knoblauchs, und daß er starke katarrhalische Verstopfungen zu lösen scheint. Er empfiehlt Knoblauch als Bestandteil der Diät oder alternativ dazu vier bis acht Knoblauchkapseln täglich.

Betty Lee Morales ist eine führende amerikanische Autorin auf dem Gebiet der natürlichen Gesundheit. Sie schreibt eine regelmäßige Kolumne in der Zeitschrift »Let's Live«. Als sie vor kurzem den Brief eines Lesers beantwortete, der Probleme mit Bandwürmern hatte, berichtete sie von dem Mann, der sie angerufen hatte, um ihr zu berichten, daß er ohne jegliche Beschwerden oder Krankheitssymptome einen riesigen Bandwurm ausgeschieden hatte. Dieser Mann hatte nach jeder Mahlzeit drei Kapseln Knoblauchöl und noch einmal vier vor der Nachtruhe genommen. Außerdem hatte er sich ein Warmwasser-Klistier mit einem flüssigen Knoblauchpräparat verabreicht. Im selben Artikel berichtet Miss Morales von den vielen Leuten, die an hohem Blutdruck leiden und Knoblauch nehmen, um ihn unter Kontrolle zu halten. Außerdem schreibt sie von anderen, die ihn gegen Kreislaufbeschwerden empfehlen.

Arthritis und Rheumatismus

In praktisch allen Ländern, in denen es eine Tradition der Kräuterheilkunde gibt, ist die Verwendung des Knoblauchs zur Therapie bei Rheuma und verwandten Krankheiten belegt. Mit Sicherheit ist das in Rußland so, wo man sich vielfach des Knoblauchs zur Behandlung solcher Leiden bedient. Kürzlich hat man in Japan einen Knoblauchextrakt an Patienten mit Hexenschuß und Arthritis ausprobiert, und eine große Zahl von Pa-

tienten gesundete ohne unerwünschte Nebenwirkungen. Es wurde gezeigt, daß Knoblauch entzündungshemmende Eigenschaften besitzt, die vielleicht seine Wirksamkeit bei der Arthritis- und Rheumabehandlung erklären.
Viele Kräuterärzte in Großbritannien empfehlen Rheumaleidenden den regelmäßigen Knoblauchgenuß. Die verbreitetste Methode ist, Knoblauchpillen einzunehmen, doch manche Berichte weisen auch darauf hin, daß die Schmerzen gelindert werden können, indem man die betreffenden Gliedmaßen mit halbierten Knoblauchzehen einreibt. Das Knoblauchöl wird schnell durch die Haut ins Blut absorbiert und gelangt sofort an die erkrankten Stellen.
Der Mechanismus, wie Knoblauch den Rheumatismus heilen kann, ist noch nicht genau bekannt, und man hat einige Theorien darüber aufgestellt. Es wird allgemein anerkannt, daß Knoblauch ein starkes Blutreinigungsmittel ist, und es wird angenommen, daß die regelmäßigen Knoblauchesser aus diesem Grunde eine Linderung erfahren. Eine andere Theorie besagt, daß Rheuma vielleicht durch die toxischen Nebenprodukte einer Virusinfektion verursacht wird, die die Gelenke angreift. Wir alle sind schon einmal an einer Virusinfektion erkrankt, und als Kinder haben die meisten von uns Krankheiten wie Keuchhusten, Windpocken oder Masern gehabt. Es könnte sein, daß diese Kinderkrankheiten sich später als Rheumatismus manifestieren. Was auch immer der Grund ist – es besteht kein Zweifel daran, daß viele

Leute berichten, nach regelmäßiger Einnahme von Knoblauchpillen seien ihre rheumatischen Schmerzen und Beschwerden und ähnliche Leiden erheblich gelindert worden.

Dosierung

Ich kann nicht stark genug betonen, wie wichtig es ist, daß man Knoblauch oder jede andere Kräutermedizin regelmäßig und über eine sinnvolle Zeitspanne einnimmt. Manche Leute erwarten, daß Kräutermittel genauso schnell und drastisch wirken wie starke Medikamente. Wenn sie Kopfschmerzen haben und ein Aspirin nehmen, erwarten sie, daß die Schmerzen binnen weniger Minuten abklingen, und sie gehen davon aus, daß Kräutermittel die gleiche spontane Wirkung haben. Kräuter behandeln das Leiden und nicht die Symptome, sie wirken gegen die Ursache, die sich möglicherweise über Jahre hinweg entwickelt hat, und oft dauert es Tage oder Wochen, bis man eine ständige Besserung verspürt. Das gilt allerdings nicht in allen Fällen, und insbesondere der Knoblauch kann vor allem bei Erkältungen, Schnupfen und Darmbeschwerden schnell wirken. Die wichtigste Vorschrift, die es zu beachten gilt, lautet: regelmäßig einnehmen.

Antitoxische Wirkstoffe

Knoblauch ist auch erfolgreich bei einer Vielzahl von Hautleiden angewendet worden. In ihrem

Buch »My Experiences with Living Food« (Meine Erfahrungen mit lebendigen Nahrungsmitteln) beschreibt Dr. K. Nolfi die Ergebnisse, die sie erzielt hat. Sie hat herausgefunden, daß Warzen ohne Narben verschwinden, wenn man sie mehrmals täglich mit rohem Knoblauch einreibt. Auch viele andere Hautbeschwerden, darunter die sehr hartnäckige Form der Akne, unter der einige Erwachsene leiden, sind ebenfalls mit Knoblauch kuriert worden. Von Laien und Ärzten werden noch weitere Fälle berichtet, in denen sie beschreiben, wie man mit Knoblauch die Haut von Flecken und Warzen und Furunkeln befreien kann, aber es ist klar, daß die Symptome auf jeden Fall wiederkehren, wenn das Blut nicht gereinigt wird. Daher sollte jeder, der langfristig eine reine Haut bekommen möchte, den Knoblauch auch innerlich einnehmen. Wegen seiner nachgewiesenen Eigenschaften als starkes Antitoxin und Blutreinigungsmittel ist Knoblauch das erste Kräuterheilmittel, das man bei den meisten Hautproblemen ausprobieren sollte. Eine regelmäßige Kur von 3 Knoblauchpillen pro Tag sollte kleinere Hautinfektionen schnell zum Abklingen bringen. Bei ernsteren Problemen kann es nötig werden, einen Heilpraktiker zu Rate zu ziehen.

Die blutreinigende und antitoxische Wirkung des Knoblauchs auf den Körper ist von den Ärzten oft bestätigt worden. Knoblauch neutralisiert die Toxine nicht nur im Blut, sondern auch im Verdauungstrakt, und seine wohltuende Wirkung auf andere Organe, insbesondere Leber, Nieren, Nerven

und Kreislauf, führen zu einem verbesserten Allgemeinbefinden der Patienten.
Eine japanische Studie beweist eindeutig die schützene und antitoxische Wirkung des Knoblauchs. Bei diesen Versuchen wurde eine Gruppe von Ratten mit einem Futter ernährt, dem 5 Prozent Natriumzyklamat, ein künstlicher Süßstoff, zugesetzt war. Diese Kost hatte einen nachteiligen Effekt auf die Ratten, die eine Verlangsamung des Wachstums und der Gewichtszunahme, schlechte Behaarung und starken Durchfall aufwiesen. Eine zweite Gruppe Ratten erhielt das gleiche Futter, dem man zusätzlich aber einen besonderen Knoblauchextrakt zugesetzt hatte. Diese Ratten wurden gesund und stark und fast doppelt so groß wie die Ratten, die keinen Knoblauch erhielten. Das bewies, daß Knoblauch mittels seiner antitoxischen Eigenschaften vor der toxischen Wirkung des Zyklamats schützen konnte.
In unserer Nahrung sind Speisezusätze, künstliche Farbstoffe, Süßstoffe und viele andere Chemikalien; chemische Pestizide und Düngemittel, die in der Landwirtschaft gebraucht werden, bleiben manchmal als Spuren auf den Nahrungsmitteln und sind daher noch da, wenn wir sie verzehren. Die Folge davon ist, daß sich all diese Chemikalien im Körper ansammeln, das natürliche Gleichgewicht stören und möglicherweise Krankheiten entstehen lassen. Knoblauch kann dazu beitragen, diese toxischen Produkte zu neutralisieren und unsere Gesundheit vor ihren schädlichen Wirkungen zu schützen.

Allergien

Es gibt immer mehr Beweise dafür, daß die Chemikalien, die in fast allem enthalten sind, womit wir im Alltag in Kontakt kommen, unsere Gesundheit beeinträchtigen können. Nicht nur das, was wir essen, sondern auch, was wir einatmen und berühren, kann den Körper stören. Eine Unzahl von Chemikalien, vor allem die Erdölprodukte, kann zu Allergien führen. So kommt es zu vielen allergischen Symptomen, deren Ursache oft nur schwierig festzustellen ist und die höchst unangenehm sein können.

Nicht alle Allergien gehören in diese Klasse, und viele, beispielsweise Heuschnupfen, haben natürliche Ursachen. Es hat sich herausgestellt, daß Knoblauch vielen Leuten hilft, die an Allergien leiden. Ich kenne den Bericht einer Dame, deren Tochter seit vielen Monaten an einer Allergie mit ähnlichen Symptomen wie bei Heuschnupfen gelitten hat, also tränenden Augen, Schnupfen, Niesen usw. Um die Allergie unter Kontrolle zu bringen, hatte die Tochter die von ihrem Arzt verordneten Antihistamine genommen. Diese Medikamente allerdings machten sie benommen und hatten ihr sogar die Sommerferien verdorben, weil sich das Mädchen lethargisch fühlte. Ein Kräuterheilpraktiker empfahl ihr, Knoblauchpillen zu nehmen, und eine Dosierung von drei Stück pro Tag konnte ohne jede unerwünschte Nebenwirkung die lästigen Symptome schnell beseitigen.

Die Dame behauptete außerdem, daß ihre Tochter, wenn sie die Pillen mit warmem Wasser einnahm, keinen Nachgeschmack verspürte und daß ihr Atem nicht nach Knoblauch roch. Andere Leute haben vom gleichen Effekt berichtet, wenn man die Pillen mit Zitronensaft einnimmt. Für die meisten Leute stellt das allerdings kein Problem dar, da die moderne Methode, Knoblauch in Form von weichen Gelatinekapseln einzunehmen, es nur in sehr wenigen Fällen dazu kommen läßt, daß der Geruch Anstoß erregt.

Allergien sind merkwürdige Krankheiten, weil ihre Ursache oft schwierig zu isolieren ist. Völlig verschiedene Umstände führen oft zu einer ähnlichen Symptomatik. Nicht bei all den vielen Allergien, die es gibt, ist der Knoblauch eine sichere Therapie, aber er ist bestimmt einen Versuch wert, und schaden kann er nicht.

Zur Vorbeugung

Die obigen Beispiele für die vielen Möglichkeiten, wie Knoblauch bei der Behandlung von allerlei Krankheiten verwendet wurde und wird, machen deutlich, um was für eine vielseitige Heilpflanze es sich handelt. So wirksam er auch auf so viele verschiedene Weisen sein mag, liegt sein größter Wert vielleicht in seiner Fähigkeit, Krankheiten zu verhindern. Der Erfolg der Präventivmedizin ist von ihrer regelmäßigen Anwendung abhängig, und der Knoblauch lohnt die Mühe, indem er dazu beiträgt, zahlreiche Erkrankungen zu verhüten. Leute, die regelmäßig Knoblauch nehmen, haben oft bemerkt, daß ihr Körper sogar, wenn er einer Infektion oder einem Virus ausgesetzt war, die Krankheit schnell und mühelos hat abschütteln können. Eine regelmäßige Dosis von dreimal täglich einer Knoblauchpille kann viel dazu tun, Erkrankungen zu verhindern und den Körper fit und gesund zu halten.

Knoblauch und die Gesundheit Ihres Haustiers

Genauso, wie Knoblauch beim Menschen Erkrankungen vorbeugen kann und ein wirksames Mittel gegen eine Vielfalt von Beschwerden ist, kann er auch Tieren helfen, fit und gesund zu bleiben. In der Wildnis müssen die Tiere ihre eigenen Ärzte sein. Wenn sie verletzt oder krank sind, suchen sie oft wilde Kräuter und fressen sie, und sogar Fleischfresser ergänzen ihre Kost häufig mit Pflanzen und Gräsern. Haustiere haben meist nicht die Freiheit, natürliche Heilmittel für sich zu finden, aber ihre Besitzer können viel tun, um sicherzustellen, daß auch sie von den Vorzügen der natürlichen Kräuterarzneien profitieren.
Eine der führenden Autoritäten auf dem Gebiet der Kräutermedizin und natürlichen Ernährung für Haustiere ist Buster Lloyd-Jones. Er hat einige Bücher über natürliche Tierpflege geschrieben und ist ein großer Verfechter des Knoblauchs, insbesondere zum Entwurmen. In einem neueren Artikel beschreibt Lloyd-Jones seine Erfahrungen aus dreißig Jahren, in denen er Knoblauch als

Wurmkur bei Hunden und Katzen verwendet hat. Es gibt einen winzigen parasitären Hundewurm, der nicht nur dem Tier Beschwerden bereitet, sondern über den Kot auch auf den Menschen übertragen werden kann. Manche Methoden, mit Würmern fertig zu werden, sind sehr rauh und können bei dem Tier zu Gastroenteritis und einer Schwächung des Darms führen. Als natürliche Kräuterarznei ist Knoblauch milde und ungefährlich und wirkt als innerliches Desinfektionsmittel.

Lloyd-Jones empfiehlt, Knoblauch äußerlich gegen Abszesse und zum Säubern von Wunden und Stichen zu verwenden und innerlich gegen entzündete Drüsen, Appetitlosigkeit, Asthma, Ohrenkrebs, um das Fell schön zu halten, gegen Durchfall, Flöhe, Gastritis und Rheuma. Es besteht allerdings kein Zweifel, daß der Knoblauch vor allem als Wurmkur auf dem Gebiet der natürlichen Heilmittel unübertreffbar ist. Lloyd-Jones empfiehlt Knoblauch auch vorbeugend, weil er dazu beiträgt, die Widerstandsfähigkeit des Tieres gegen Krankheiten aufzubauen, und insbesondere, um Wurmbefall zu verhindern und katarrhalische Leiden zu beseitigen.

Knoblauchkapseln, die man für Tiere nimmt, sind die gleichen wie die für Menschen, und wenn Sie bereits Knoblauch verwenden, sind ein bis zwei Pillen in der Regel eine ausreichende Dosis für ein Haustier. Wenn ihr Liebling die Kapseln nicht schlucken will, können Sie sie mit einer Nadel aufstechen und den Inhalt ins Wasser oder ins Futter ausdrücken.

Zusammenfassung

In dem angesehenen und maßgeblichen deutschen Lehrbuch, der »Drogenkunde«, listet H. A. Hoppe folgende medizinischen Verwendungen des Knoblauchs auf. Ich weiß keinen besseren Weg, die Vielfalt dieses wunderbaren Krautes zusammenzufassen, als die Liste zum Schluß dieses Kapitels zu zitieren.

1. Verhindert Arteriosklerose und Hypertonie (hohen Blutdruck).
2. Wird wegen seiner antibakteriellen Wirkung zur Behandlung von Magen-Darm-Erkrankungen verwendet.
3. Wirkt gegen Streptokokken, Staphylokokken und Bakterien, die bestimmte Formen von Typhus und Ruhr verursachen.
4. Fördert die Gallensekretion.
5. Präventivmittel gegen Grippe.
6. Wird bei chronischen Nikotinvergiftungen verabreicht.
7. Wird gegen Wurmbefall verwendet.
8. Das Allicin wirkt sowohl gegen gramnegative wie auch grampositive Mikroorganismen.
9. Der Saft dient zur Wundbehandlung.
10. Appetitanregendes Mittel.

Fünftes Kapitel

Die klinischen Beweise

Nachdem wir die vielen Möglichkeiten des Knoblauchgebrauchs in der Küche und vor allem als Arznei betrachtet haben, ist es nun an der Zeit, seine chemische Struktur zu untersuchen und vielleicht herauszufinden, warum er bei der Krankheitsbehandlung und -vorbeugung so wirksam ist. Die Kräuterheilkundler wissen seit Jahrhunderten, daß Knoblauch Krankheiten kuriert. Aber fairerweise sollte man wohl darauf hinweisen, daß erst seit dem Ersten Weltkrieg umfangreiche wissenschaftliche Forschungen angestrengt wurden, um die Eigenschaften zu untersuchen, die den Knoblauch zu solch einer wirksamen Arznei machen. Dieses Interesse ergab sich wahrscheinlich daraus, daß man während des Krieges 1914–18 Wundbrand und andere sehr schwere Wundinfektionen überaus erfolgreich mit Knoblauch behandelt hat. Man behauptet, daß für den Rückgang der septischen Vergiftungen von Soldaten im Zweiten Weltkrieg im wesentlichen der Knoblauch verantwortlich war. Seine unstreitig antiseptischen Eigenschaften und auch seine anderen Heilkräfte sind mittlerweile wissenschaftlich untersucht worden.

Die Wirkstoffe des Knoblauchs

Knoblauch ist eine extrem komplexe Pflanze, die eine Unzahl von chemischen Verbindungen enthält. Die aus medizinischer Sicht bei weitem wichtigsten sind diejenigen, die Schwefel enthalten. Aus der einfachen Knoblauchzehe hat man bislang 33 Schwefelverbindungen isoliert, und die bedeutendsten davon sind das Allicin, das Alliin und das Enzym Allinase. Dr. Paavo Airola listet in seinem Buch »The Miracle of Garlic« (Das Wunder des Knoblauchs) zehn aktive »Faktoren« auf, die im Knoblauch vorkommen und für eine oder all seine Wirkungsweisen verantwortlich sind. Dabei handelt es sich um:

Allicin
Man nimmt an, daß dieser Stoff im wesentlichen für die antibakterielle und entzündungshemmende Wirkung des Knoblauchs verantwortlich ist.

Alliin
Den Knoblauch nennt man oft »Russisches Penicillin«. Russische – und auch viele andere – Wissenschaftler glauben, daß das Alliin der Stoff mit der antibiotischen Wirkung ist.

Disulfide
Man vermutet, daß diese Stoffe den Cholesterinspiegel senken und so dazu beitragen, daß der Knoblauch den Cholesteringehalt und den ande-

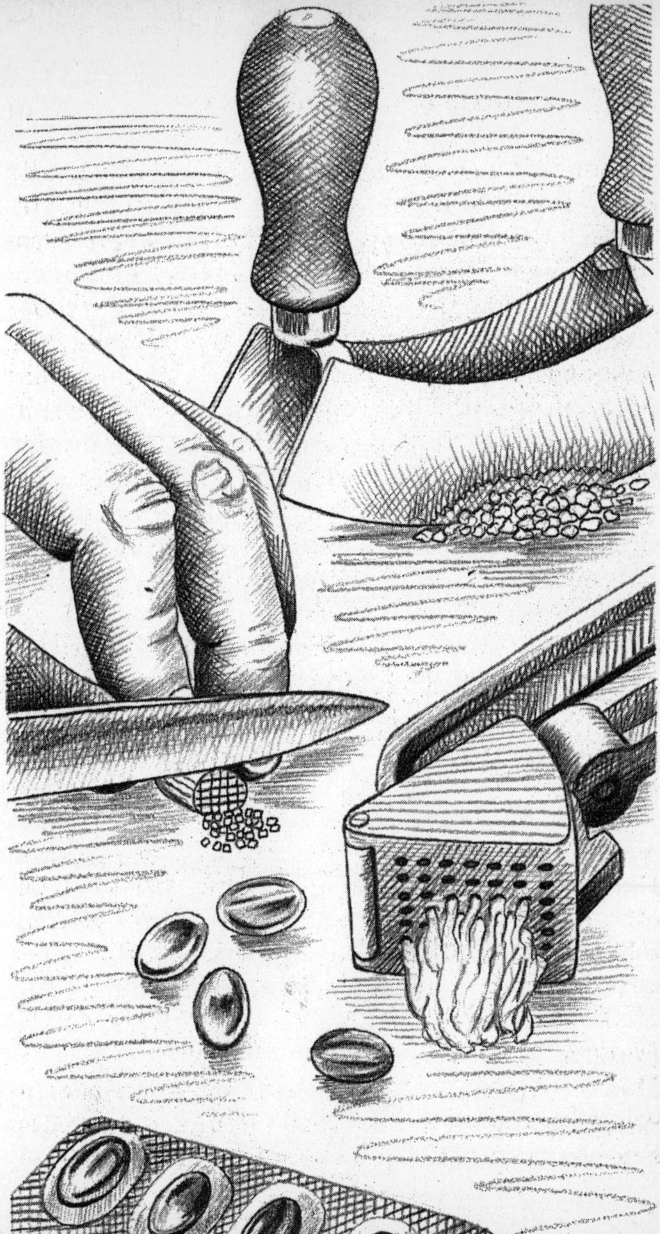

rer Fette in den Arterien und Blutgefäßen unter Kontrolle hält.

Antihämolytischer Faktor
Es wird behauptet, daß der förderliche Effekt des Knoblauchs bei der Anämietherapie an diesem Wirkstoff liegt.

Antiarthritischer Faktor
Japanische Forschungsteams, die die Arthritis und ähnliche Erkrankungen untersuchen, behaupten, daß dieser Faktor im Knoblauch vorkommt.

Zuckerspiegel-Regulations-Faktor
1973 wurde in der Zeitschrift »Lancet« berichtet, daß Knoblauch bei der Behandlung einiger Diabetes-Formen von Nutzen war. Man behauptet, daß dafür dieser Faktor verantwortlich ist.

Antioxidations-Faktor
Knoblauch ist in der Lage, Nahrungsmittel vor dem Ranzigwerden zu schützen.

Antikoagulations-Faktor
Knoblauch enthält bestimmte Wirkstoffe, die anscheinend die Blutgerinnung hemmen und damit bei bestimmten Herzleiden zuträglich sind.

Allithiamin
Dieser besondere Vitamin-B_1-Typ, der aus dem Knoblauch isoliert wurde, hat gesundheitsförderliche Eigenschaften.

Selen
ist ein Spurenelement, das in seiner oxidationshemmenden Wirkung dem Vitamin E sehr ähnlich und daher bei Herzleiden von Nutzen ist.

Andere Forscher haben dem Knoblauch noch weitere Wirkstoffe zugeschrieben. Er enthält eine »Scordinin« genannte Substanz, die den männlichen und weiblichen Geschlechtshormonen sehr stark ähnelt und sich auch in Ginsengwurzeln findet. Sie könnte für einen Reihe von Wirkungen im Körper verantwortlich sein, insbesondere für das, was man als »Normalisierung« der Körperfunktion bezeichnet. Das bedeutet, daß sie den Blutdruck bei Hypertonikern senken und niedrigen Blutdruck steigern kann. Mit anderen Worten: Sie kann ihn auf den normalen Wert zurückbringen. Das gleiche scheint nicht nur für den Blutdruck, sondern auch für verschiedene andere Körperfunktionen zuzutreffen.
Wie bei allen Naturprodukten schwankt der Gehalt dieser Wirkstoffe im Knoblauch je nach Ursprung, Bodenart, in der der Knoblauch gezogen wird, Klima, Erntezeit und Art der Lagerung und Behandlung nach der Ernte. Auch die Methode, wie das Öl extrahiert wird, kann den Gehalt seiner gesundheitsfördernden Eigenschaften bestimmen. Das gilt für rohen Knoblauch. Ein Vorteil der Knoblauchpillen besteht darin, daß das Öl darin überprüft und genormt werden kann, so daß es ständig eine bestimmte Zusammensetzung aufweist.

Alliin, Allinase und Allicin

Wenn Knoblauch frisch geerntet wird, ist er praktisch geruchlos, denn der typische, beißende Geruch liegt wie gesagt an der Wirkung eines Enzyms. Ein Enzym ist ein Stoff, der eine chemische Reaktion in der Zelle hervorruft, ohne selbst verändert zu werden. Die Alliin genannte Substanz im Knoblauch wird durch die Wirkung des Enzyms Allinase zu Allicin umgewandelt. Sowohl Alliin wie auch Allinase sind in den Zellen der Knoblauchzehe vorhanden, aber in getrennten »Abteilen«, und erst, wenn die Zehe zerschnitten oder zerquetscht wird, kommen die beiden miteinander in Berührung. Dann findet eine spontane chemische Reaktion statt, bei der das Alliin durch die Allinase zu Allicin umgewandelt wird. In Form des Allicins arbeitet eines der stärksten aktiven Prinzipien des Knoblauchs im Körper, und das Allicin ist es, das die antibakterielle Wirkung besitzt, die man dem Knoblauch zuschreibt. Das Kochen zerstört die Allinase, und deswegen hat gekochter Knoblauch – vorausgesetzt, er wurde im ganzen gekocht – ein weniger starkes Aroma.

Obwohl der Knoblauch eines der ältesten Heilmittel ist, die der Mensch kennt, wurde der Wirkstoff Alliin erst in den 40er Jahren mittels eines chemischen Experiments isoliert. Dr. Stoll, ein Nobelpreisträger aus der Schweiz, war der für die Entdeckung verantwortliche Wissenschaftler. Weitere Forschungen erbrachten den Nachweis für die enzymatische Reaktion, die für die Umwandlung des

Alliins zu Allicin erforderlich ist. Das Allicin, an dem die bakterizide Wirkung des Knoblauchs liegt, ist so stark, daß es sogar noch in einer so niedrigen Konzentration wie 1:1000 wirkt, und in dieser Verdünnung noch kräftig genug, daß es viele Mikroorganismen zerstört, insbesondere die gramnegativen Arten, die an den am schwierigsten zu behandelnden bakteriellen Infektionen schuld sind. Ein Problem bei den herkömmlichen Antibiotika ist, daß sie den Körper dazu veranlassen können, Antikörper aufzubauen, die dem Medikament entgegenwirken, und wenn man sie über einen längeren Zeitraum anwendet, können sie unwirksam werden, weil der Körper dagegen resistent wird. Mit Knoblauch passiert das nicht. Und viele Leute sind der Ansicht, es sei viel besser, kleinere Infektionen mit Knoblauch statt mit stärkeren Antibiotika zu behandeln und so die Wirksamkeit der herkömmlichen Medikamente für die Behandlung wirklich ernster Probleme aufzusparen.

Schwefel

Alliin und Allicin sind schwefelhaltige Verbindungen, Knoblauch enthält noch viele weitere Verbindungen auf Schwefelbasis. Schwefel selbst ist ein überaus wichtiges, wenn auch nicht besonders gut bekanntes Mineral – obwohl es sich um eine der ältesten Chemikalien handelt, die man als Arznei verwendet. Im menschlichen Körper findet sich Schwefel in den Muskeln, Gelenken, Knochen, im

Knorpel, und in Haar, Haut und Nägeln kommen beträchtliche Mengen vor. Schwefelmangel in der Nahrung läßt eine Reihe von Leiden entstehen; z.B. lassen sich viele Hautprobleme auf einen Schwefelmangel zurückführen, darunter Psoriasis, Ausschlag, Ekzeme und Male. Auch der Zustand des Haares kann auf einen Schwefelmangel hinweisen, wenn das Haar beispielsweise grau wird, ausdünnt oder nur langsam wächst. Weil Schwefel ein für Gelenke und Muskeln wichtiger Nährstoff ist, hat man ihn oft mit der Theorie in Verbindung gebracht, daß Rheuma und Arthritis möglicherweise Mangelerscheinungen sind; falls das zutrifft, ist die Ursache einiger ihrer Formen sicherlich ein Schwefelmangel.

Schwefel wirkt auch als Antitoxin im Blut und als allgemeines Entschlackungsmittel, das dazu beiträgt, Toxine und andere Abfallstoffe aus dem Körper auszuscheiden. Außerdem kann er als Laxativ wirken, und man hat berichtet, daß er das Wachstum einiger Parasitenarten unter Kontrolle halten kann.

Viele dieser Leiden gleichen natürlich denjenigen, die, wie wir bereits gesehen haben, erfolgreich mit Knoblauch behandelt werden können. Zweifelsohne trägt der hohe Schwefelgehalt des Knoblauchs dazu bei, ihn zu einer heilkräftigen Arznei zu machen. Es ist aber nicht so sehr der Schwefelgehalt, als vielmehr die sehr speziellen und komplexen Formen, in denen er im Knoblauch vorliegt, die ihn von dem elementaren Schwefel oder anderen Schwefelverbindungen unterscheiden.

Die meisten Wissenschaftler scheinen mittlerweile der Meinung zu sein, daß es diese Disulfide, insbesondere das Allicin, sind, deren Eigenschaften den Knoblauch zu einer wirksamen Arznei machen. Man hat verschiedene Theorien vorgestellt, die die genaue Wirkungsweise jener Verbindungen zu erklären versuchen, und die Argumente für und wider sind ausgesprochen theoretisch. Die Forschung versucht weiterhin, möglichst viel über die Bestandteile im Knoblauch herauszufinden, und außerdem werden eine Menge medizinische Forschungen mit klinischen Versuchen und langfristigen Experimenten durchgeführt, die das Potential des Knoblauchs zur Therapie der »Zivilisationskrankheiten« beurteilen und beweisen sollen. Dabei geht es um die Krankheiten, unter denen die reichen westlichen Länder leiden und die bei primitiven Völkern nicht bekannt sind. Viele davon sind Krankheiten, die in Mitteleuropa und Amerika am Anfang dieses Jahrhunderts noch unbekannt waren, jetzt aber Jahr für Jahr Millionen Menschen befallen oder töten. Insbesondere die Herzkrankheiten und der Bluthochdruck haben während der letzten achtzig Jahre dramatisch zugenommen und den Punkt erreicht, an dem der Herzinfarkt in vielen Ländern zum Killer Nummer eins geworden ist.

Knoblauch gegen Herzkrankheiten

Es gibt mittlerweile immer mehr Beweismaterial, das die Überzeugung stützt, der Knoblauch könne durch eine seiner vielen Wirkungsweisen im Körper dazu beitragen, die Zahl der Herzerkrankungen zurückzudrängen. Wieder einmal zeigt sich, daß die alten Heilkundigen eine Therapie gefunden hatten, die wir bislang nicht beweisen konnten. Dioskorides, Arzt im antiken Griechenland, schrieb vor nahezu 2000 Jahren, daß »Knoblauch wirklich die Arterien reinigt«. Die alten Heilkundigen wußten kein bißchen über die Chemie des Knoblauchs, aber offensichtlich waren sie irgendwie über seinen Fähigkeit gestolpert, die Gesundheit der Arterien zu erhalten. In den 70er Jahren hat es eine Reihe medizinische Arbeiten gegeben, die in Zeitschriften auf der ganzen Welt veröffentlicht wurden und die Behauptung unterstützten, daß Knoblauch wirklich Einfluß auf die Arterien, den Cholesterinspiegel des Blutes und den Bluthochdruck hat, die sämtlich mit Herzkrankheiten in Verbindung stehen.

Der Cholesterinspiegel

Wenn die Arterien von Infarktpatienten bei der Obduktion untersucht werden, finden sich bei vielen Fettansammlungen, die sich an die Gefäßwände angelagert haben. Es ist eine allgemein anerkannte Tatsache, daß diese Ablagerungen aus Cholesterin und anderen Fetten einen der wichtigsten ursächlichen Faktoren für den Infarkt darstellen. Sie führen zu Arteriosklerose, und die Statistik zeigt, daß Patienten mit diesem Leiden mehr zu Herzanfällen und hohem Blutdruck neigen als

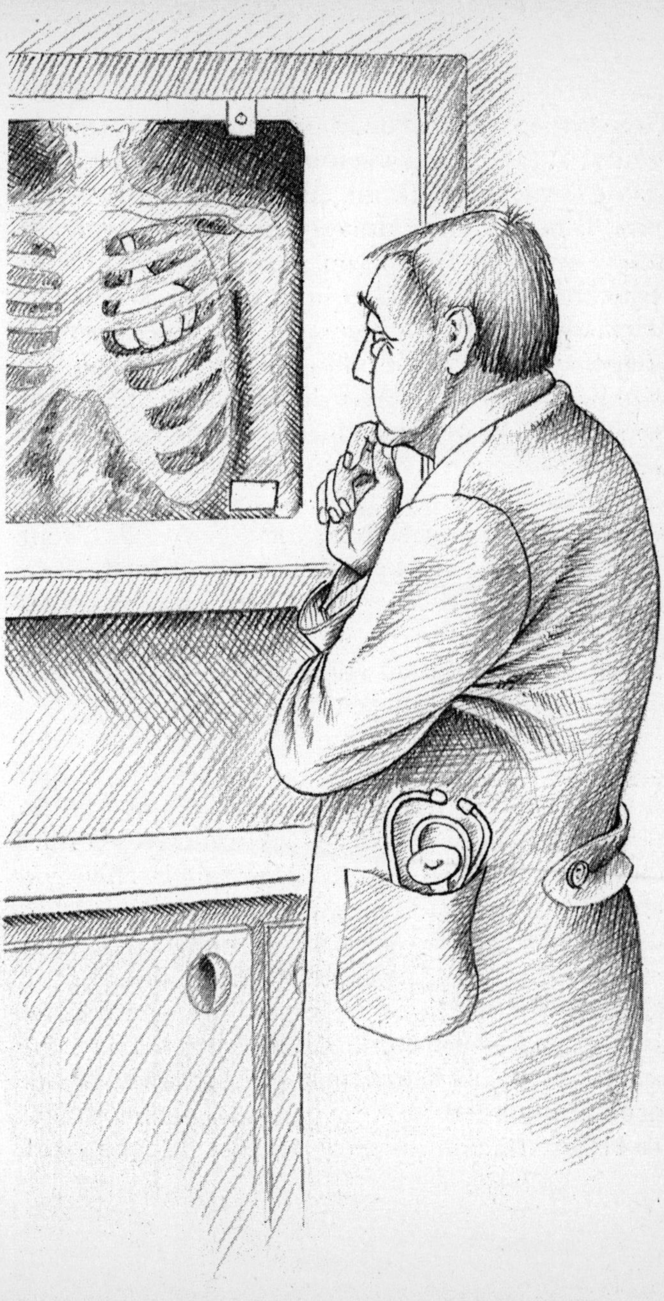

andere. Das bedeutendste daran beteiligte Fett ist das Cholesterin, aber es gibt noch weitere Fette (oder Lipide), die ebenfalls zur Arterienverengung beitragen. Diese Ablagerungen hemmen den Blutfluß zum Herzen und Gehirn und machen es wahrscheinlicher, daß Blutgerinnsel den Blutstrom unterbrechen und einen Schlag- oder Herzanfall verursachen. Wie wir sehen werden, zeigen die Fortschritte, die man in den 70er Jahren gemacht hat, daß durchaus die Chance besteht, daß Knoblauch dazu beitragen kann, vor diesen tödlichen Krankheiten zu schützen.
Knoblauch kann anscheinend nicht nur gegen die Ansammlung von Fettablagerungen in den Arterien angehen, sondern trägt auch dazu bei, das Blut weniger »dick« zu machen. Moderne klinische Forschungen lassen erkennen, daß Knoblauch dazu beitragen kann, daß die Fette, die im Blutkreislauf zirkulieren, nicht zusammenkleben. Wenn diese winzigen Blutkörperchen oder »Plättchen« sich zusammenballen, bilden sie Klumpen oder Pfropfen, die die Arterien verstopfen. Bei Fettablagerungen an der Gefäßwand treten diese Verstopfungen leichter auf. Knoblauch scheint die Plättchen weniger klebrig zu machen.
1973 schrieben die Ärzte Dr. Bordia und Dr. Bansal an die hochangesehene medizinische Zeitschrift »Lancet«, um die Ergebnisse ihrer Versuche zu veröffentlichen, mittels derer sie nachweisen wollten, ob Knoblauch zur Behandlung von Herzkrankheiten geeignet ist oder nicht. Ihr Bericht kam zu dem Schluß, man könne Knoblauch

ohne Gefahr oder toxische Wirkungen für den Langzeitgebrauch empfehlen, und er würde tatsächlich den Cholesterinspiegel des Blutes senken.

In »Herbs that Heal« (Heilende Kräuter) berichtet Dr. William Thomson von einer ganzen Testserie zur Wirkungsweise des Knoblauchs bei Herzleiden, die mit einer zufälligen Entdeckung anfing. Ein Patient hatte erwähnt, daß man in Frankreich Pferden, die Thrombosen in den Beinen bekommen, oft Futter mit Knoblauch- und Zwiebelzusätzen gibt. Die Ärzte griffen diese beiläufige Bemerkung auf und setzten ein Forschungsprogramm in Bewegung, das noch andauert und dazu beiträgt, ein wissenschaftliches Verständnis dafür zu vermitteln, was auf den ersten Blick lediglich ein Ammenmärchen zu sein schien.

Es gibt viele starke moderne Medikamente, die man zur Behandlung von Herzleiden verwendet, aber von keinem davon kann man behaupten, es habe keine Nebenwirkungen. Knoblauch als vorbeugende Therapie hat keine nachteiligen Wirkungen und kann nur Gutes tun.

Dr. Bordia und Dr. Bansal wählten zehn gesunde Testpersonen aus und überprüften ihren durchschnittlichen Cholesterinspiegel. Bei Versuchsbeginn lag der Durchschnittswert bei 221. Dann erhielten die zehn Leute eine sehr fette Diät mit einem hohen Anteil an tierischen Fetten, die reich an Cholesterin sind. Nach drei Stunden hatte der Cholesterinwert des Blutes 237 erreicht. Man ließ den Cholesterinspiegel auf den Normalwert absinken und gab den Versuchspersonen dieselbe fette Kost, aber diesmal enthielt sie zusätzlich Knoblauch oder Knoblauchöl. Statt um durchschnittlich 16 Punkte anzusteigen, sank der Cholesterinspiegel des Blutes um 16 Punkte. Das scheint den Beweis zu liefern, daß Knoblauch nicht nur den Anstieg unter Kontrolle halten kann, sondern fähig ist, die Cholesterinmenge, die im Blut zirkuliert, zu reduzieren.

Blutgerinnung

Dr. Bordia interessierte sich auch dafür, was mit der Blutgerinnungszeit geschieht, der Zeitspanne also, die das Blut braucht, um Klumpen oder Pfropfen zu bilden. Es ist lebenswichtig, daß das Blut gerinnt, wenn wir uns verletzen, damit die Blutung zum Stillstand kommt. Aber wenn sich in den Arterien ein Blutgerinnsel bildet, kann es Angina pectoris oder einen Herzinfarkt hervorrufen. Im Blut befindet sich eine »Fibrin« genannte Substanz, die die klebrigen Blutkörperchen zu Klumpen verbindet. Knoblauch kann gegen spontane Gerinnung schützen, indem er die Blutplättchen weniger klebrig macht, so daß sie nicht so leicht Thromben bilden, und außerdem fördert er die natürlichen Blutprozesse, die dazu beitragen, die einmal gebildeten Thromben aufzulösen.
Dr. Bordia nahm sechs Freiwilligen Blutproben ab und maß die Zeit, die das Blut brauchte, bis die Gerinnung einsetzte. Dann wiederholte er das Verfahren, setzte den Blutproben Knoblauchöl zu

und maß die Zeitdifferenz, die das Blut jetzt zur Gerinnung brauchte. Knoblauch konnte verhindern, daß die Plättchen zusammenklebten, und wenn er zugesetzt wurde, nachdem das Blut angefangen hatte, Klumpen zu bilden, begann er, sie aufzulösen.

Nun beschloß der Arzt, die Ergebnisse seiner Experimente, die bislang in Reagenzgläsern durchgeführt worden waren, im menschlichen Körper zu testen. Freiwilligen wurde eine Diät verabreicht, die täglich ungefähr 25 mg Knoblauchöl enthielt. Er maß die Zeit, die die Blutplättchen brauchten, um sich miteinander zu verbinden, und wiederholte die Tests nach fünf Tagen. In allen Fällen war eine Steigerung der Zeit zu verzeichnen, nach der die Plättchen begannen, Klumpen zu bilden – ein überzeugender Beweis, daß Knoblauch tatsächlich die Wirkungsweise des Blutes verändern kann.

Ein weiterer Arzt, der viel mit Knoblauch gearbeitet und viele Arbeiten über dessen Fähigkeiten zur Senkung des Cholesterinspiegels veröffentlicht hat, ist Dr. Jain. Eines seiner ersten Experimente bestand darin, daß er Kaninchen mit einer cholesterinreichen Diät fütterte. Er konnte zeigen, daß die Versuchtstiere, die eine cholesterinreiche Kost ohne Knoblauch bekommen hatten, fast an doppelt so großen Cholesterinablagerungen in den Blutgefäßen, die zum Herzen führen, litten, wie diejenigen, die dieselbe Diät, aber mit Knoblauchzusätzen, bekommen hatten.

Dr. Jain führte später noch weitere Experimente

durch, um die Ergebnisse am Menschen zu wiederholen. Er verabreichte einer Gruppe von Versuchspersonen eine Diät, die täglich Knoblauch enthielt. Die Tests wurden drei Wochen lang fortgesetzt, und nach jeder Woche untersuchte Dr. Jain den Anteil verschiedener Fette im Blut. Er stellte fest, daß schon in diesem kurzen Zeitraum der Cholesteringehalt des Blutes ständig abgesunken war.

Jüngere Forschungen

Moderne Studien weisen darauf hin, daß zwei Arten von Cholesterin im Blut zirkulieren, nämlich eine dichte und eine weniger dichte. Man ist mittlerweile der Ansicht, daß das Risiko einer Herzerkrankung vor allem mit dem weniger dichten Cholesterin in Zusammenhang steht. Dr. Jains Experimente zeigten, daß der Cholesterintyp, den der Knoblauch reduziert, tatsächlich das weniger dichte Cholesterin ist. Dr. David Greenstock, der Leiter des Biologischen Forschungslabors am English College in Valladolid in Spanien, gibt an, daß die Experimente, die man zu den gerinnungshemmenden und cholesterinsenkenden Eigenschaften des Knoblauchs durchgeführt hat, die Ergebnisse von Dr. Jain bestätigen. Dr. Greenstock sagt: »Forschungen zu den gerinnungshemmenden Eigenschaften haben gute Resultate ergeben, die man vernünftigerweise nicht mehr bezweifeln kann. Wir haben seine (Knoblauch)Wirkung auf Serumlipide, auf die Reduktion des Cholesterinspiegels

und auf die Koagulationsfähigkeit nachgewiesen.«
Ein weiterer Brief an »Lancet« berichtete 1976 von einer Untersuchung, die man an drei getrennten Patientengruppen durchgeführt hatte, die verschiedene Kost aßen. Bis auf die Diät waren die Gruppen so ähnlich wie möglich. Die Gruppe 1 erhielt eine gemischte Kost mit Zwiebeln und Knoblauch in ziemlich großen Mengen. Gruppe 2 bestand aus strikten Vegetariern, die nie Knoblauch gegessen hatten, und Gruppe 3 bestand ebenfalls aus strikten Vegetariern, die aber regelmäßig kleine Mengen Knoblauch und Zwiebeln aßen. Man führte verschiedene Untersuchungen an Blutproben von jeder Gruppe durch und analysierte die Resultate. Die Forscher kamen zu dem Schluß, daß der regelmäßige Knoblauchgenuß einen schützenden Effekt gegen einige Faktoren hat, die mit der Arteriosklerose in Zusammenhang stehen, z.B. Blutfette und Blutgerinnungszeit.
1978 veröffentlichte die Zeitschrift »Doctor« einen Artikel, in dem über die Ansichten von Professor Hans Reuter aus Köln berichtet wurde. Reuter behauptet, es gebe Beweise, daß regelmäßiger Knoblauchgenuß dazu beitragen kann, das Cholesterin aus dem Blut derjenigen auszuscheiden, deren Kost reich an fetten Speisen ist. Tests an Freiwilligen haben gezeigt, daß Knoblauchölkapseln den Cholesteringehalt des Blutes niedrig hielten. Es wurde auch berichtet, daß Professor Reuter meint, Knoblauch treibe nicht nur die Fette aus

dem Blut aus, sondern wirke auch als Antibiotikum, das unter bestimmten Umständen wirksamer als Penicillin sein könne.

Knoblauch und hoher Blutdruck

Knoblauch spielt auch in jüngeren Experimenten eine Rolle, die zeigen sollen, daß er dazu beitragen kann, hohen Blutdruck zu senken. Dr. Paavo Airola behauptet in »The Miracle of Garlic«, daß in seiner eigenen ärztlichen Praxis Patienten mit hohem Blutdruck gut auf hohe Dosen Knoblauchpräparate reagiert haben und in den meisten Fällen der Blutdruck binnen einer Woche um 20–30 mm gesenkt wurde. Tierversuche haben gezeigt, daß Knoblauch den Blutdruck senken kann, und einer der ersten Forscher, der bestätigen konnte, daß das gleiche auch für Menschen gilt, war Dr. F.G. Piotrowski. An der Universität von Genf wandte er bei hundert Patienten, die an anomal hohem Blutdruck litten, Knoblauch an. In 40 Prozent der Fälle sank der Blutdruck binnen einer Woche nach Behandlungsbeginn deutlich ab. Dr. Piotrowski behauptet, daß Knoblauch eine dilatorische Wirkung auf die Blutgefäße habe, d. h. er erweitere sie und senke so den Druck. Wenn diese Wirkung tatsächlich auftritt, würde das erklären, warum Knoblauch bei der Behandlung der Arteriosklerose so nützlich ist, denn durch die dilatorische Wirkung kann das Blut ungehinderter fließen.

Die chinesischen Kräuterheilkundigen verwenden seit vielen Jahren Knoblauch, um hohen wie auch niedrigen Blutdruck zu normalisieren. Sie glauben, daß die durch Arteriosklerose verursachte Art des Blutdrucks, die durch Symptome wie Benommenheit, Konzentrationsmangel, Ohrensausen und Hypertension charakterisiert ist, gut auf die Behandlung mit Knoblauch anspricht. Andere Formen des Bluthochdrucks, wie sie durch Nierenleiden hervorgerufen werden, scheinen nicht darauf anzusprechen, und in diesen Fällen hat Knoblauch nicht viel Wert. Richard Lucas schreibt in »Secrets of the Chinese Herbalists«, daß die Kräuterärzte entweder frischen Knoblauch oder Knoblauch in Pillen- oder Kapselform verwenden, um hohen Blutdruck zu senken. Die Dosierung beträgt in der Regel eine bis drei Pillen, die dreimal täglich mit Wasser eingenommen werden. Wenn der Blutdruck erst einmal unter Kontrolle gebracht und auf ein akzeptables Niveau gesenkt ist, kann man die Dosierung reduzieren, um die Besserung beizubehalten.

Weitere Berichte über die erfolgreiche Verwendung dieser Pflanze stammen von Ärzten aus ganz Europa, und alle bezeugen die bemerkenswerte Heilkraft des Knoblauchs und seine Fähigkeit, hohen Blutdruck zu korrigieren und Herzkrankheiten zu kurieren.

Knoblauch als Antibiotikum

Die Julinummer 1979 der Zeitschrift »Prevention« enthält Berichte aus zwei Ländern, in denen man versucht hat, das Ausmaß der antibiotischen Eigenschaften des Knoblauchs experimentell nachzuweisen. Es ist nicht leicht, neueste wissenschaftliche Informationen aus Rußland zu bekommen, aber in einem russischen Journal findet sich ein Bericht über einen Knoblauchextrakt, den man Phytocidin nennt. Der Extrakt wurde auf verschiedene Bakterienarten angesetzt, darunter auch auf die, die Tuberkulose und Diphterie verursachen. Man konnte zeigen, daß Knoblauch auf alle getesteten Bakterienarten eine antibiotische Wirkung hatte.

Eine Studie aus Griechenland ließ erkennen, daß eine fünfprozentige Knoblauchlösung gegen *Staphylococcus aureus* wirkt, einem sehr kräftigen und hartnäckigen Bakterienstamm, der oft an Lebensmittelvergiftungen schuld ist.

Eine Forschungseinrichtung, die enorm viel über die antibiotischen Eigenschaften mehrerer Knoblauchextrakte erarbeitet hat, ist das Biologische Forschungslabor des English College in Valladolid. Der Leiter des Instituts, Dr. Greenstock, hat eine lange und detaillierte Studie über Knoblauch erstellt. Ich bin Dr. Greenstock überaus dankbar dafür, daß er mir einige Resultate seiner Arbeiten auf diesem Gebiet zur Verfügung stellte, und für seine freundliche Erlaubnis, eine Zusammenfassung der Forschungsergebnisse seines Labors in dieses Buch aufzunehmen.

Eine Sache, die man dort untersuchte, war das Ausmaß der antibiotischen Wirkung verschiedener Knoblauchextrakte gegen Bakterien, die To-

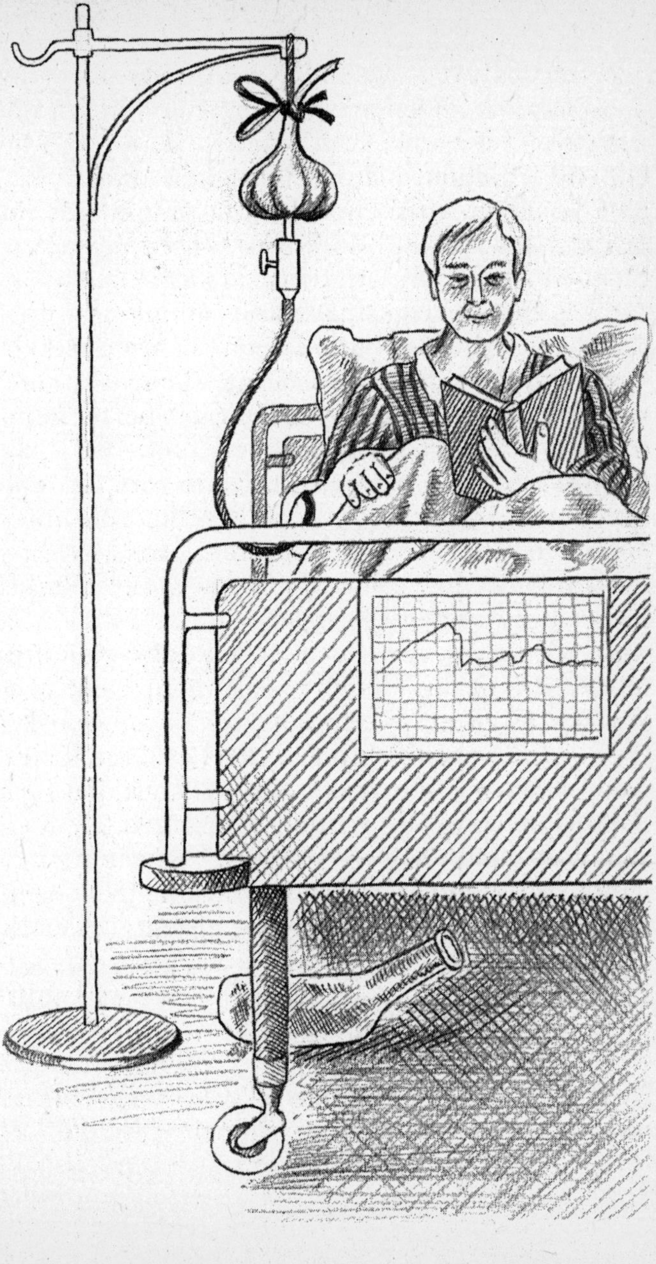

xine produzieren. Dabei haben die Forscher herausgefunden, daß der Knoblauch den gutartigen Bakterien, die im Darm leben und zuträgliche oder sogar lebenswichtige Wirkungen haben, keinen Schaden zufügt. Darüber hinaus sind sie auf keine nachteiligen Nebenwirkungen gestoßen, nicht einmal nach langfristigem Knoblauchkonsum. Während der ganzen Zeit, in der sie Knoblauch untersuchten, ist nur ein Fall von Allergie vorgekommen, bei der gezeigt werden konnte, daß sie durch den Knoblauchextrakt hervorgerufen wurde. Dr. Greenstock berichtet, daß man Knoblauchextrakte gegen fünfzehn verschiedene toxische Bakterienarten getestet hat, darunter auch den sehr zählebigen Stamm *Staphylococcus aureus,* und in allen Fällen hat sich Knoblauch als wirksames Antibiotikum erwiesen.

Einer der ermutigendsten Aspekte dieser Resultate ist das Fehlen jeglicher bekannter Nebenwirkungen. Man vergleiche das mit den vielen berüchtigten Nebenwirkungen der herkömmlichen Antibiotika. Selbst nach langen Perioden des Knoblauchkonsums in therapeutischen Mengen und mit einem sehr gründlichen Nachuntersuchungsprogramm über fünf bis zehn Jahre wurden keine Nebenwirkungen festgestellt. Bei einer Erkrankung allerdings, die das Zahnfleisch um die Zahnwurzeln angreift (ein Leiden, das übrigens gut auf die Knoblauchtherapie angesprochen hat) und bei dem die Behandlung über eine lange Zeitspanne fortgesetzt werden muß, klagten einige Patienten über Trockenheit im Mund.

Dr. Greenstock betont, der wichtige Aspekt der Knoblauchtherapie bestehe darin, daß sie stark selektiv gegen die Bakterien wirkt, die Toxine produzieren, während sie die gutartige Darmflora intakt läßt.
Die Forscher in Valladolid bemerkten bei ihren Experimenten eine sehr interessante und wichtige Tatsache: daß nämlich Knoblauch eine wohltuende Wirkung auf den ganzen Organismus zu haben scheint. Wie sie sagen, geht »seine allgemeine Wirkung weit über jede uns bislang bekannte Substanz hinaus«. Sie fanden heraus, daß diejenigen, die sich aus verschiedenen Gründen einer Knoblauchtherapie unterziehen, keine Erkältung, Grippe oder Magen-Darm-Infektion bekommen. Der Knoblauch hat auch gegen chronische Bronchitis ausgezeichnete Resultate erzielt, und man sagt, er sei zur Zeit wahrscheinlich der beste zur Verfügung stehende Impfstoff gegen Erkältungen.
Viele weitere Experimentatoren haben gezeigt, daß Knoblauch in der Lage ist, verschiedene Bakterienarten zu töten. Zusätzlich zu seiner bereits erwähnten Wirkung gegen Staphylokokken haben Tests gezeigt, daß er fähig ist, sowohl grampositive wie auch gramnegative Mikroorganismen zu töten, darunter Streptokokken und die Bakterien, die Ruhr, Enteritis, Cholera und Typhus verursachen. Bei Experimenten in Rußland hat man Bakterienkulturen Knoblauchextrakt zugesetzt, und binnen drei Minuten hörte die Aktivität der Bakterien auf. 1969 fanden Johnson und Vaughan her-

aus, daß Knoblauch ein wirksamer antibakterieller Stoff gegen die Salmonellen ist, die Vergiftungen und Durchfall hervorrufen, und gegen Ecolli, die Harninfektionen verursachen. Man sagt, daß Dr. Albert Schweitzer seinerzeit Knoblauch verwendete, um Cholera und Typhus zu kurieren. Und mit dem modernen Wissen versteht man nun leicht, wieso und warum Knoblauch früher bei den verheerenden Pestseuchen so wirksam war.

Zusammenfassung

Diese sehr knappen Berichte stellen nur eine kleine Zahl der vielen Experimente dar, die in den letzten Jahren auf der ganzen Welt durchgeführt wurden und die sehr überzeugend bewiesen haben, daß der Knoblauch dem Bedürfnis nach einer starken, natürlichen, heilkräftigen Arznei ohne Nebenwirkungen entspricht. Im »Pharmaceutical Journal« vom Juni 1979 führte eine Besprechung von Untersuchungen, die auf ein neues Interesse an den therapeutischen Bestandteilen des Knoblauchs hinweisen, fast 30 wissenschaftliche Arbeiten auf, die für den Apotheker von Belang sind und die Einzelheiten ernsthafter wissenschaftlicher Experimente angeben, die eine Menge dazu beitragen, die jahrhundertealten Überzeugungen zu untermauern.
Der Knoblauch, der vor hundert Jahren in Ungnade gefallen ist, wird von der Ärzteschaft wieder ernstgenommen.
Es gibt starke synthetische Drogen und Medika-

mente, die all die Dinge leisten können, derer der Knoblauch fähig ist. Es wäre falsch, anzunehmen oder zu unterstellen, daß es für viele dieser Drogen keinen Platz in der Medizin gibt – es gibt ihn ohne Zweifel. Aber es bleibt die Tatsache, daß man sich in vielen Fällen zur Behandlung mit dem bescheidenen Pflänzchen Knoblauch anstelle von Antibiotika und anderen Medikamenten behelfen könnte. Der Gebrauch eines natürlichen, pflanzlichen Heilmittels würde das Risiko unerwünschter Nebenwirkungen und der zuweilen auftretenden Resistenz gegen Antibiotika eliminieren. Auf diese Weise könnte man die starken Drogen für die wirklichen Notfälle vorsehen.

Das derzeitige Interesse an pflanzlichen Arzneien ist so stark, daß wir sicher sind, daß wir in den kommenden Jahren noch eine Menge über die heilkräftigen Fähigkeiten des Knoblauchs lernen werden. Fast ebenso sicher ist, daß wir wahrscheinlich nicht von einer neuen Verwendung des Knoblauchs erfahren werden, die nicht bereits von den Heil- und Kräuterkundigen der Vergangenheit wäre erprobt worden. Denn wie wir gesehen haben, hat man den Knoblauch während seiner viertausendjährigen Geschichte zur Behandlung fast jedes Leidens, das der Mensch kennt, eingesetzt. Entdecken werden wir hingegen eine Erklärung für die Überzeugungen, die man seit so langer Zeit hegt. Die Wissenschaft wird uns endlich lehren, wieso und warum Knoblauch so wirksam ist.

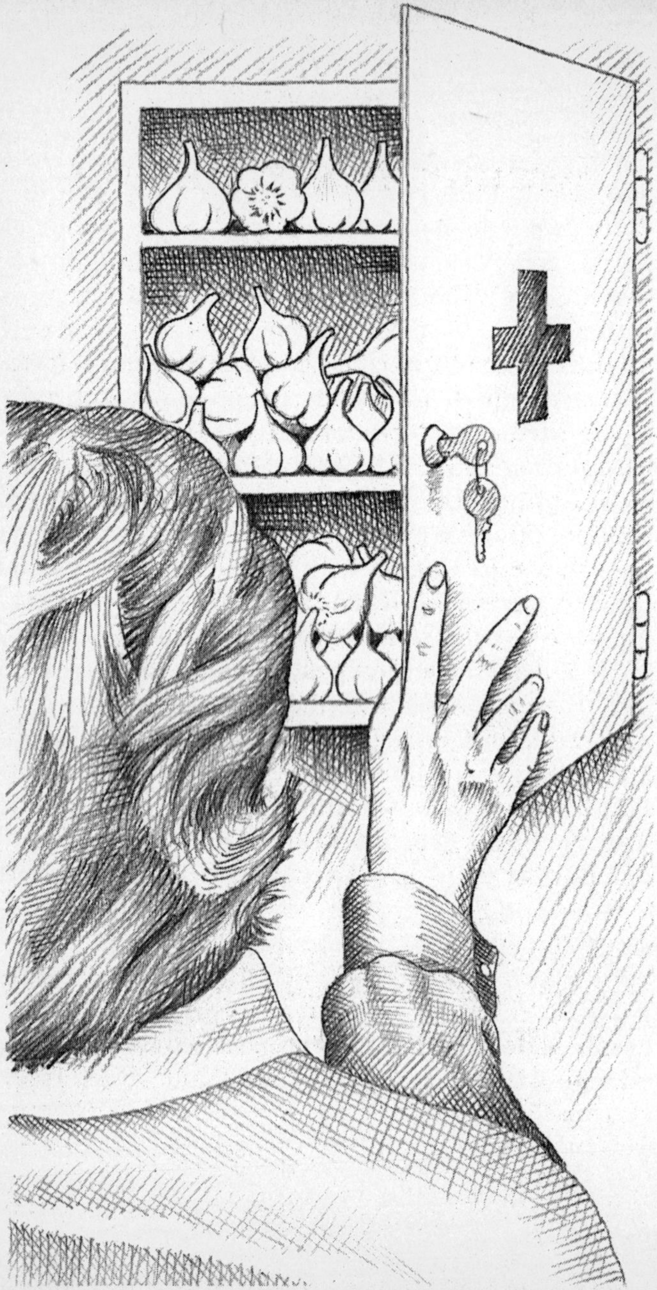

Sechstes Kapitel

Kräutermedizin heute

Die Kräutermedizin hält man oft für eine veraltete Methode, mit Krankheiten und Leiden umzugehen. Für viele ist es deshalb eine gewaltige Überraschung zu erfahren, daß Knoblauch und andere Kräuter heute immer noch regelmäßig verwendet werden. Es gibt allerdings immer mehr Menschen, die sich wieder den natürlichen Methoden der Gesundheitspflege zuwenden, und das heißt: dem Gebrauch von Vitaminen, Naturkost und Kräutern. Sogar das herkömmliche medizinische Denken erkennt das Bedürfnis nach Selbstmedikation und die Behandlung weniger ernster Beschwerden durch den einzelnen zu Hause an. Mit der wachsenden Besorgnis über viele starke Drogen, die man heutzutage verwendet, beschleunigt sich der Rückgriff auf die natürlicheren Formen der Selbstheilung.

Medizinische Denkweisen

Es gibt viele Ansichten über die verschiedenen Medikamentenarten, die man verwenden sollte, und man hat viele seltsame medizinische Systeme entwickelt. Über die Kräutermedizin gibt es widersprüchliche Meinungen. Einerseits gibt es Leute, die behaupten, daß die Kräutermedizin die einzige wirkliche Methode ist, echte, natürliche Gesundheit zu erlangen. Das andere Extrem sind diejenigen, die meinen, daß alle Kräutermedizin Quacksalberei ist und daß die einzigen wirksamen und sicheren Medikamente die sind, die von der Pharmaindustrie produziert werden.

Die Wahrheit liegt zwischen den beiden Extremen. Es ist eine unbestrittene Tatsache, daß viele Heilpflanzen (wie Knoblauch) sehr wirksame medizinische Eigenschaften besitzen, und auch, daß Pflanzen seinerzeit die Rohstoffe vieler Medikamente geliefert haben. Auch heute noch werden viele Medikamente, die von den Pharmafirmen hergestellt werden, aus Pflanzen gewonnen.

Die Kritiker der starken und kräftigen Drogen, die man in den letzten Jahren entwickelt hat, wählen oft die Contergan-Tragödie, um den Schaden darzustellen, den Medikamente zuweilen anrichten können. Es wäre aber nicht richtig, ja sogar dumm, die Tatsache zu ignorieren, daß viele Medikamente echte Lebensretter sind und eine überaus wichtige Rolle in der Gesundheitspflege spielen. Die Abhilfe bei kleineren Beschwerden muß beim einzelnen liegen, der die Freiheit der Wahl hat, welche Drogen er zur Selbstmedikation nehmen will. Bei ernsteren Leiden und Erkrankungen ist es allerdings nötig, sich der starken Drogen und der Kenntnisse des Arztes und des Apothekers zu bedienen.

Die Tradition der Kräuterkunde

Die Ursprünge der Kräutermedizin liegen hinter den Schleiern der Vergangenheit verborgen. Der primitive Mensch hatte wohl erkannt, daß bestimmte Früchte den Durchfall hemmen und verschiedene Blätter oder Rinden Schmerzen oder Husten lindern konnten, und wie wir in den vorangegangenen Kapiteln gesehen haben, hat er sehr schnell gelernt, daß Knoblauch in einer Vielzahl von Fällen von Nutzen sein konnte.

Im Lauf der Jahrhunderte hat sich ein reicher Wissensschatz um die Kräuter angesammelt und wurde von Generation zu Generation weitergegeben. Wir haben gesehen, daß die frühen Mediziner oft Priester oder Priester-Ärzte waren. Die frühen Mediziner hielten ihre Kenntnisse schriftlich fest, so daß sie sie anderen übermitteln konnten, und diese Praxis fand ihre Fortsetzung in der Veröffentlichung der Kräuterbücher im 16., 17. und 18. Jahrhundert. Es mag überraschen, daß die Praxis, Kräuterbücher zusammenzustellen, sich bis in die 80er Jahre unseres Jahrhunderts gehalten hat. Die British Herbal Medical Association hat vor kurzem die ersten beiden Bände eines neuen Werkes herausgebracht: »The British Herbal Pharmacopoeia« (Die britische Kräuter-Arzneikunde). Dieses Buch enthält Beschreibungen sehr vieler Kräuter, die von einigen der erfahrensten Medizinern im Land, Mitgliedern des National Institute of Medical Herbalists, erstellt wurden. Darunter sind Professoren und Pharmakologen. Ein Großteil der Informationen, die das Werk enthält, wurden durch Beobachtungen der Mitarbeiter des Instituts gesammelt. Das Komitee, das die »Pharmacopoeia« zusammenstellt, umfaßt Botaniker, Pharmazeuten, Wissenschaftler und Kräuterkundler, und Mediziner stehen ihm beratend zur Seite. Dieses Nachschlagewerk wird heute vielerorts als Standardlehrbuch verwendet, und das Britische Ministerium für Gesundheit und soziale Sicherheit beruft sich darauf, wenn es die Sicherheit und Wirksamkeit von Arzneimitteln beurteilt.

Der Ansatz der Kräutermedizin

Ein Kräuterarzt (den es in dieser Form in Großbritannien, aber nicht bei uns, gibt; Anm. des Übersetzers) ist ein Allgemeinmediziner; oft ist er unglücklich über den Grad der Spezialisierung, der in weiten Teilen der Medizin heutzutage herrscht. Seine Diagnosemethoden gleichen denen eines konventionellen Allgemeinarztes, aber seine Behandlungsmethode ist natürlich ganz anders. Der Kräuterarzt will die Ursache und nicht die Symptome behandeln. Statt die Standarddrogen und -medikamente zu verschreiben, die »aus dem Regal« verkauft werden, zieht er es vor, eine Mixtur zuzubereiten, die speziell auf die individuellen Bedürfnisse des Patienten zugeschnitten ist. Er verwendet für seine Behandlung die ganze Pflanze oder nur einen Teil davon, z.B. Blätter, Wurzel oder Rinde. Sie kann getrocknet und pulverisiert sein; oft gibt es sie in Form eines flüssigen

Kräuterextraktes, der so genormt ist, daß Dosierung und Zusammensetzung der Wirkstoffe ständig gleich bleiben.
Wenn die praktische Kräuterheilkunde auch alt ist, bedienen sich die heutigen Kräuterärzte in vollem Umfang der wissenschaftlichen Techniken. Die Kräuter werden unter starken Mikroskopen untersucht, und mit sehr ausgeklügelten Analyseapparaturen bestimmt man das Kraut auf die Kraft seiner Bestandteile. Auf diese Weise kann der erfahrene Experte, was Wirkungsfähigkeit, Reinheit und Sicherheit der heute verwendeten Kräuter angeht, genauer arbeiten als je zuvor.
Viele Kräuter werden getrocknet und lose verkauft; man bekommt sie in kleinen Mengen in der Apotheke, im Reformhaus und in Kräuterläden. Die getrockneten Kräuter werden auch an die professionellen Kräuterheiler verkauft, die ihre eigenen Rezepturen für jeden einzelnen Patienten zusammenstellen.

Dragees und Kapseln

Dragees und Kapseln sind eine beliebte Methode, Kräuter einzunehmen, deren Vorteil darin besteht, daß sie die Kombination genauer Dosierungen aus konzentrierten Extrakten ermöglichen, die täglich eingenommen werden können, ohne daß man sie wiegen oder abmessen müßte.
Kräuter werden auch äußerlich angewendet. Schwarzwurz verwendet man seit Generationen, um Verrenkungen, Blutergüsse, Prellungen und

Abschürfungen zu behandeln; Rosmarin wird zur Haarpflege benutzt, Hamamelis zur Linderung von Juckreiz und zur Heilung von Wunden und Blutergüssen, Scharbockskraut zur Behandlung und Linderung von Hämorrhoiden, und wie wir in diesem Buch entdeckt haben, hat keine Arzneipflanze ein breiteres Anwendungsspektrum – innerlich und äußerlich – als der Knoblauch.

Kosmetika

Kräuter waren die allerersten kosmetischen Ingredienzen der Kosmetika und werden heute immer noch benutzt. Shampoos, Cremes und Lotionen, Gesichtswässer und Feuchtigkeitspräparate können sämtlich aus Kräuterbestandteilen hergestellt werden. Kräuter sind so populär geworden, daß viele führende Kosmetikhersteller sie in ihrer Produktpalette verwenden. Leider sind nur sehr wenige davon echte Kräuterrezepturen. Obwohl sie einige Kräuterbestandteile enthalten (sonst würden sie der Warenkennzeichnungspflicht zuwiderlaufen), reicht die Menge darin oft nicht aus, um irgendeine wohltuende Wirkung zu haben. Es gibt aber in Reformhäusern kosmetische Produktreihen, die sich die im Lauf der Zeit erwiesenen Vorzüge verschiedener Kräuter wie Weide, Brennesseln, Thymian, Baldrian, Holunderblüten, Calendula und Hamamelis zunutze machen.

Holistische Heilkraft

Die Kräuterkunde geht davon aus, daß die ganze Pflanze andere und ausgewogenere Eigenschaften besitzt als Extrakte daraus. Einige Einwände gegen die Verwendung von Kräuterarzneien kritisierten nicht etwa die ganze Pflanze, sondern einen Extrakt, der aus dem Kraut isoliert worden war und von dem die Wissenschaftler meinten, er sei für die Heilwirkungen verantwortlich.

Ein Beispiel für diese Annahme findet sich bei dem Kraut Rauwolfia. Das ist eine Wurzel, die seit Jahrhunderten in den Basaren Indiens als Nervenberuhigungsmittel verkauft wird. Vor etwa 25 Jahren entdeckten westliche Forscher ein aktives Prinzip in dem Kraut, das sie isolieren konnten – d. h. sie entfernten alles von dem Kraut bis auf diesen Wirkstoff. Die so entstandene Droge wurde zur Therapie bei hohem Blutdruck verwendet. Obwohl sie wirksam war, wurde deutlich, daß sie auch ernste Nebenwirkungen hatte, die bei einigen Patienten zu Depressionen führte und bei anderen mit schwachem Herzen potentiell gefährlich sein konnte. Rauwolfia selbst scheint diese unerwünschten Nebenwirkungen nicht herbeizuführen; allein das aktive Prinzip, das die Pharmakologen aus dem Kraut isoliert hatten, verursachte die nachteiligen Resultate.

Oft unterscheidet sich die Gesamtwirkung der Bestandteile eines Krauts erheblich von der eines isolierten Teiles dieses Krauts, den man einzeln verabreicht. Das ganze Kraut, so wie die Natur es uns

gegeben hat, ist die Form, in der Kräuter von Kräuterärzten verwendet werden.
Das gleiche gilt für viele andere Kräuter. Der Knoblauch enthält, wie wir sahen, sogar viele aktive Prinzipien, und seine Eigenschaften lassen sich nicht durch eines davon allein erklären. Das Zusammenwirken aller Bestandteile ist es, was den gewünschten Effekt ergibt. Diese synergetische Wirkungsweise erklärt, warum das ganze Kraut wirkt, der Bestandteil, der den gewünschten Effekt zu haben scheint, aber entweder völlig unwirksam ist, wenn er von dem Kraut isoliert wird, oder im Gegenteil so potent wird, daß er toxische Eigenschaften annimmt.

Die Sicherheit der Kräuter

Ein Kritikpunkt, der gegen die Kräuterarznei-Industrie und -Forschung vorgebracht wird, ist, daß viele Pflanzen keinen kontrollierten klinischen Tests unterzogen wurden. Manche Kräuter sind gefährlich und giftig. Sie sind so riskant, daß sie nur von erfahrenen Ärzten – und selbst dann nur mit Vorsicht – verwendet werden dürfen. Aber alle Kräuter, die in Reformhäusern und anderen Geschäften allgemein zum Verkauf angeboten werden, kann man bedenkenlos verwenden. Nachdem Tausende von praktischen Ärzten und ihre Patienten sie über viele Jahrhunderte hinweg benutzten, haben sie sich als sicher erwiesen. Die alten Berichte werden durch die modernen Erkenntnisse bestätigt, und mit großer Sorgfalt und

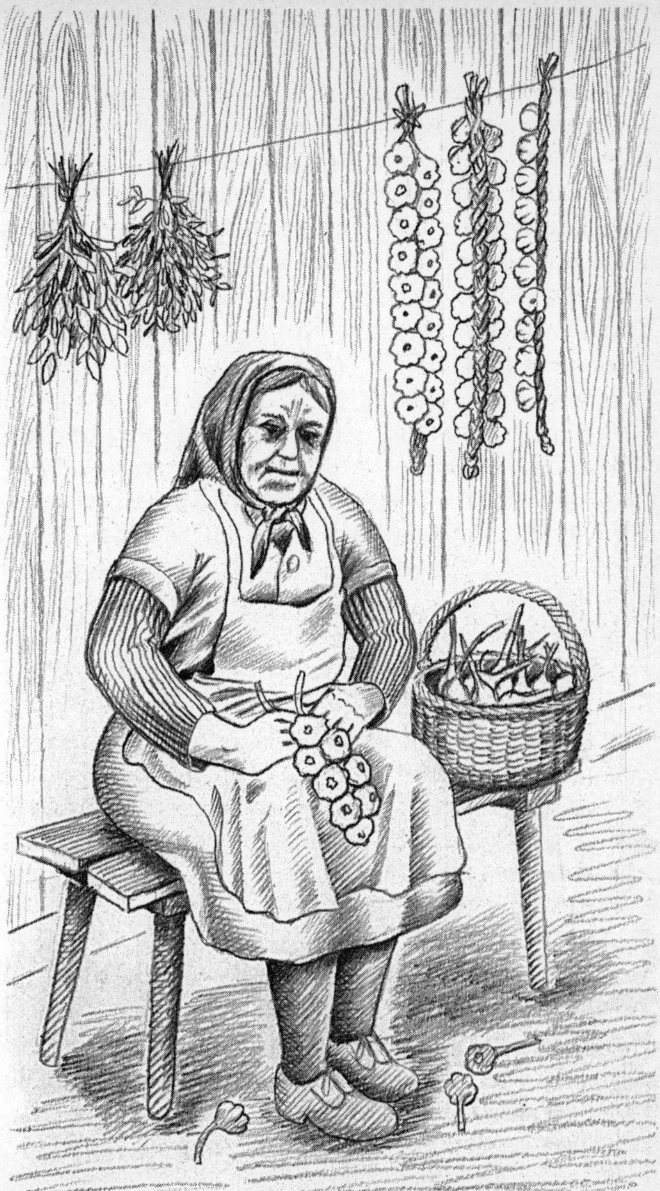

Aufmerksamkeit wird sichergestellt, daß es durch die Anwendung dieser Produkte nicht zu schädlichen Wirkungen kommen kann.
Drogen sind konzentrierte, wirkungsstarke Substanzen, Kräuter aber nicht. Ihre Wirkungsweise ist behutsamer, sie wirken weit langsamer, und oft muß man die Behandlung mehrere Wochen oder noch länger fortsetzen. Nur sehr wenige wirken binnen einiger Stunden (Knoblauch kann auf einigen Therapiegebieten sehr schnell zur Wirkung kommen). Oft ist ein Leiden das Resultat einer allmählichen Verschlechterung des Befindens über Jahre hinweg, und es wäre unvernünftig anzunehmen, daß irgendeine Therapie solche Auswirkungen sofort kurieren könnte. Kräuterarzneien können es mit Sicherheit nicht. Es handelt sich nämlich nicht um Magie, sondern um ein System, das dem Körper hilft, sich selbst zu heilen, und das braucht sehr oft Zeit.
Der springende Punkt dabei ist, daß Kräuter effizient und ungefährlich sind. Wenn es auch reizvoll ist herauszufinden, wie sie wirken, ist dieses Wissen nicht unerläßlich – was zählt, ist die Tatsache, daß sie wirken und das Vertrauen in ihre Fähigkeiten und Sicherheit.

Popularität und Potential

Da man Pflanzen seit vielen Jahrhunderten so erfolgreich als Medizin verwendet, überrascht es nicht, daß einige davon noch heute weithin in Gebrauch sind. Es überrascht allerdings zu erfahren, wie viele der heutzutage verordneten Medikamente aus Pflanzen gewonnen werden. Es sind nicht nur die Kräuterärzte, die diese pflanzlichen Drogen verwenden, sondern Ärzte aus allen Fachrichtungen der Medizin. In einer neueren Arbeit, die bei einem Kongreß der »British Association for the Advancement of Science« (Britische Vereinigung zur Förderung der Wissenschaften) vorgelegt wurde, berichtete Dr. David Phillipson über den derzeitigen Gebrauch pflanzlicher Medikamente. Seine Arbeit trug den Titel »The Search for New Drugs from Plants« (Die Suche nach neuen pflanzlichen Medikamenten), und er führt darin die These aus, daß Pflanzen bei der Forschung nach neuen Medikamenten ernsthaft in Betracht gezogen werden sollten.

Dr. Phillipson ermahnt uns, das wirtschaftliche Erfordernis, mit knappen Ressourcen sparsam umzugehen, sehr genau zu bedenken. Viele synthetische Drogen werden aus Öl und Kohlenstoff hergestellt, aber Pflanzen brauchen lediglich Wasser und Kohlendioxid, um dieselben oder ähnliche Verbindungen zu erzeugen. Eine von Dr. Phillipson zitierte Statistik gab an, daß fast 40 Prozent der in den USA verordneten Medikamente Produkte betreffen, die Wirkstoffe natürlichen Ursprungs enthalten. Ungefähr 25 Prozent aller verordneten Arzneien stammen von Pflanzen und 13 Prozent von Mikroorganismen. Dieses Verhältnis ist über einige Jahre sehr konstant geblieben. Was die rezeptfreien Medikamente betrifft, weist Phillipson auf die Tatsache hin, daß in Amerika und Europa

ein wachsender Bedarf an diesen pflanzlichen Drogen besteht, den man zuweilen »The Green Sweep« (Die Grüne Welle) nennt – in Großbritannien werden schätzungsweise 3000 Kräuterarzneien zum Verkauf angeboten, die um die 400 Kräuter enthalten, und in Deutschland ist die Kräutermedizin von noch größerer Bedeutung. Es liegt auf der Hand, daß die pflanzlichen Heilmittel heutzutage immer noch eine wichtige Rolle in der Medizin spielen und daß sie ein sehr breites Spektrum pharmakologischer Eigenschaften besitzen.
Man weiß nicht genau, wie viele Pflanzenarten es auf der Welt gibt – die Schätzungen reichen von 25000 bis zu 500000. Nur eine sehr kleine Zahl davon ist gründlich auf ihre chemischen Strukturen und ihre Fähigkeiten, als Heilmittel zu dienen, untersucht worden. Allein 1975 wurden über 10000 wissenschaftliche Arbeiten über Pflanzen zum medizinischen Gebrauch veröffentlicht. Es ist klar, daß es noch weit mehr zu lernen gibt, und ebenso sicher ist es, daß es im Pflanzenreich noch weitaus mehr potentielle Medikamente gibt, die dazu beitragen können, Leiden zu heilen.
Ein weiterer Beweis für das Interesse an der Kräuterheilkunde in den 80er Jahren findet sich in den Berichten eines Symposions der Weltgesundheitsorganisation (WHO), das 1979 in Rom stattfand. Delegierte aus Entwicklungsländern wie China, Sri Lanka, Ägypten, Zentralafrika, Mexiko und Südamerika trafen sich mit westlichen Experten, um die Rolle der Gesundheitspflege in der ganzen

Welt zu untersuchen, und insbesondere die Frage, wie es möglich sei, allen Menschen in allen Ländern ein System der Gesundheitsfürsorge zur Verfügung zu stellen. Bei diesem Symposion schätzte man, daß etwa 80 Prozent der Weltbevölkerung Kräuterheilmittel verwenden.

Die Ökonomie der Medizin

Es ist anscheinend möglich, die vielen Kräuterarzneien, die effizient verwendet werden, mehr Menschen zur Verfügung zu stellen und damit die Ressourcen freizusetzen, die man braucht, um synthetische Drogen zu wirksamerem Gebrauch zu produzieren und zu entwickeln. Obwohl die modernen Drogen bei einigen tödlichen Krankheiten nicht zu ersetzen sind, ist man der Ansicht, daß es bei weniger gefährlichen Leiden wünschenswert ist, die Verwendung von Kräuterarzneien zu propagieren. Dem oben erwähnten Kongreß wurde eine Menge eindrucksvollen Belegmaterials vorgelegt. Zum Schluß verabschiedete man eine Resolution, die nach stärkeren Bemühungen zur Unterstützung der Programme verlangte, die die Verwendung der traditionellen Heilmittel ausweiten und insbesondere die Rezepturen der Volksheiler und Kräuterkundler zu breiterer Verwendung bringen sollen. Zu den Krankheiten, die auf Kräuterheilmittel ansprechen, gehören – wie auf dem Symposion gesagt wurde – Angina, Würmer, Bronchialasthma, Diabetes und noch viele mehr.

Natürlich gibt es viele Situationen, in denen die traditionellen Arzneien machtlos sind. Das große, weltweite Problem besteht darin, daß viele ärmere Nationen nicht in der Lage sind, sich moderne, effiziente Medikamente leisten zu können. Deshalb hofft die WHO, daß diese Länder – indem sie den Gebrauch der pflanzlichen Arzneien propagieren – ihre finanziellen Mittel zur Drogenforschung nur für die dringlichsten Probleme ausgeben müssen.

Nebenwirkungen von Medikamenten

Viele Leute machen sich große Sorgen über die nachteiligen Nebenwirkungen, die aus dem Konsum vieler Medikamente erwachsen. Das illustriert eine Untersuchung, über die 1979 im »British Medical Journal« berichtet wurde. Diese über zwei Jahre fortgeführte Studie enthüllte, daß es bei zwei von fünf verordneten Medikamenten zu Nebenwirkungen kommt und daß viele Nebenwirkungen binnen einiger Tage nach Behandlungsbeginn erkennbar werden. Die Zahlen sind alarmierend, denn über die Hälfte der Patienten, die Medikamente mit Wirkung auf das Zentralnervensystem – z.B. Schmerzmittel oder entzündungshemmende Medikamente – einnahmen, verspürten nachteilige Nebenwirkungen. Fast ebenso viele nachteilige Reaktionen verspürten die Leute, die Antihistamine nahmen, welche zur Linderung der Beschwerden bei Allergien und Heuschnupfen verordnet werden. Weitere Medikamente mit mehreren Nebeneffekten waren diejenigen zur Behandlung von Herz und Lunge, Antibiotika und Medikamente gegen Magen-Darm-Beschwerden. Die Nebenwirkungen waren in einigen Fällen so stark, daß die betreffenden Patienten die medikamentöse Behandlung nach drei Tagen abbrechen mußten. Die häufigsten Nebenwirkungen waren Übelkeit, Durchfall, Erbrechen, Kopfschmerzen, Benommenheit und allgemeine Verdauungsstörungen, und bei einer kleineren Zahl von Fällen waren die Nebenwirkungen noch weitaus ernster.

Ein Publikumsliebling

Es überrascht also nicht, daß vielen Leuten zur Behandlung von zahlreichen Beschwerden als erstes die Kräuterheilmittel einfallen. Vernünftig angewendet, handelt es sich um eine sichere und praktische Methode der Selbstmedikation, die viele Probleme, die mit den synthetischen Drogen verknüpft sind, vermeiden kann. Angesichts der jüngsten Entwicklungen bei der wissenschaftlichen Analyse und Kontrolle, die dem Kräuterarzt jetzt zur Verfügung stehen, in Verbindung mit der langen Erfahrung im sicheren Gebrauch der Kräuterarzneien, hat es nie eine sicherere oder bessere Zeit gegeben, um diese altehrwürdigen Pflanzen zur Vorbeugung und Krankheitsbehandlung einzusetzen.

Unter allen Kräutermitteln, die der Mensch kennt, ist der Knoblauch ohnegleichen. Er ist ein zuverlässiges, sicheres Heilmittel, dessen Mangel an Toxizität sich über Tausende von Jahren bewiesen hat. Er wirkt gegen eine Vielzahl von Leiden und ist das Objekt sehr ernsthafter und potentiell lohnenswerter Studien. In den nächsten Jahren wird man noch weitere Geheimnisse des Knoblauchs entschlüsseln, und wir werden lernen, *wie* er seine Heilkraft erzeugt. Der Beweis, *daß* er heilend wirkt, liegt uns bereits vor, seit der Mensch begonnen hat zu lernen, wie man Krankheiten behandelt.

Glossar

Erklärung einiger häufiger genannten Fachausdrücke

Adstringentium Mittel, das Gewebe zusammenzieht und Absonderungen zurückhält.
Aktives Prinzip Der chemische Bestandteil des Krautes, der eine heilende oder wohltuende Wirkung hat.
Analgetikum Schmerzstillendes Mittel.
Anodynum Schmerzlinderndes Mittel.
Antibakteriell Bakterien tötend oder schwächend.
Antibiotikum Substanz, die Mikroorganismen abtötet oder am Wachstum hindert.
Antikoagulantium Substanz, die verhindert, daß Blut oder andere Flüssigkeiten gerinnen.
Antipyretikum Mittel, das zur Senkung hoher Temperaturen bei fiebrigen Erkrankungen beiträgt.
Antiseptikum Substanz, die das Wachstum von Mikroorganismen behindert.
Antispasmodikum Mittel, das Krämpfe löst und Anfälle beendet.
Antitussivum Hustenlinderndes Mittel.
Aphrodisiakum Substanz, die den Geschlechtstrieb steigert.
Carminativum Mittel, das dazu verhilft, Blähungen aus dem Darm auszutreiben.
Cholagogum Mittel, das die Galleabsonderung in den Darm fördert.
Demulcentium Substanz, die angegriffenes Gewebe, insbesondere der Schleimhäute, heilt.
Diaphoreticum Schweißtreibendes Mittel.
Digestivum Verdauungsanregendes Mittel.
Diuretikum Stoff, der die Wasserausscheidung des Körpers unterstützt, indem er harntreibend wirkt.

Emetikum Brechmittel.
Enteritis Darmentzündung.
Expektorans Mittel, das die Ablösung des Schleims aus den Atemwegen fördert.
Febrifugium Fiebersenkendes Mittel.
Kathartikum Starkes Abführmittel.
Kolik Akute Schmerzen im Unterbauch.
Nervinum Mittel, das eine beruhigende, lindernde Wirkung auf die Nerven hat.
Purgativum Ein Stoff mit stark abführender Wirkung.
Rubefacientium Stoff, der bei Hautkontakt stellenweise Reizungen und Rötungen hervorruft.
Sedativum Mittel, das Nervosität, Spannung und Reizbarkeit lindert.
Spezifisch Etwas, das ein bestimmtes Leiden heilt oder lindert.
Stomachicum Mittel, das den Magen anregt, stärkt und kräftigt.
Tonikum Substanz, die einzelne Organe oder den ganzen Körper anregt und kräftigt.
Toxisch Giftig.
Umstimmungsmittel Mittel, das ohne eindeutige spezifische Wirkung eine wohltuende Veränderung im Körper bewirkt.
Vasodilator Mittel, das die Blutgefäße erweitert.
Vermifugium Mittel, das parasitäre Würmer aus dem Körper austreibt.

Register